读经典 跟名师
做临床 成大医

活用经方护脾胃

主　编　肖国辉
副主编　陈　辉　赵　龙　向　未　李　志
参　编　王天刚　冯　雯　蒋亚玲　陈珊珊
　　　　王星月　廖　琴　喻　玉　李　丽
　　　　杨伟兴　石　容　刘　蔚

人民卫生出版社
·北京·

图书在版编目（CIP）数据

活用经方护脾胃 / 肖国辉主编 . —北京：人民卫
生出版社，2021.11
　ISBN 978–7–117–32347–5

　Ⅰ . ①活… 　Ⅱ . ①肖… 　Ⅲ . ①脾胃病 – 经方 　Ⅳ .
①R289.51

中国版本图书馆 CIP 数据核字（2021）第 228576 号

人卫智网	www.ipmph.com	医学教育、学术、考试、健康， 购书智慧智能综合服务平台
人卫官网	www.pmph.com	人卫官方资讯发布平台

活用经方护脾胃
Huoyong Jingfang Hu Piwei

主　　编：肖国辉
出版发行：人民卫生出版社（中继线 010-59780011 ）
地　　址：北京市朝阳区潘家园南里 19 号
邮　　编：100021
E - mail：pmph @ pmph.com
购书热线：010-59787592　010-59787584　010-65264830
印　　刷：北京汇林印务有限公司
经　　销：新华书店
开　　本：710 × 1000　1/16　　印张：11
字　　数：169 千字
版　　次：2021 年 11 月第 1 版
印　　次：2021 年 11 月第 1 次印刷
标准书号：ISBN 978-7-117-32347-5
定　　价：48.00 元

打击盗版举报电话：**010-59787491**　 E-mail：**WQ @ pmph.com**
质量问题联系电话：010-59787234　 E-mail：zhiliang @ pmph.com

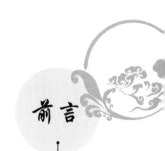

前言

　　为大力培养高层次中医临床人才，国家中医药管理局在全国选拔一批具备扎实中医药理论基础和丰富临床经验的主任医师，通过为期3年的经典研修、跟师学习、临床实践和素养提升，培养出一批医德高尚、理论功底深厚、医术精湛的中医临床优秀人才。笔者作为第三批全国优秀中医临床人才研修项目学员，顺利通过结业考核，被授予"全国优秀中医临床人才"称号。今逢人民卫生出版社计划出版全国优秀中医临床人才系列图书，本书就是在此背景下编撰而成的。

　　全书分为经典研习、跟师传承、临证实战三大部分。"经典研习"是重温《黄帝内经》《伤寒论》《金匮要略》《温病条辨》《脾胃论》等中医经典的一些感悟，与读者共勉。"跟师传承"记载了笔者在研修期间，跟国医大师孙光荣教授、陈绍宏教授的经验总结。"临证实战"总结了笔者从医30余年的典型验案及临证感悟。

　　"云上忠山播橘露，风过泸州带酒香"。本书适合青年中医师、研究生等参考学习，也可作为高年资中医师的临证借鉴。

　　本书付梓之际，特别感谢师兄杨建宇教授的大力支持和鼓励！感谢人民卫生出版社各位工作人员对本书出版的大力支持和帮助！感谢各位同事、同学的积极协作！

　　因本人学识有限，本书不足之处，真诚希望各位同仁、专家批评斧正。

西南医科大学附属中医医院　肖国辉
2021年4月于四川泸州

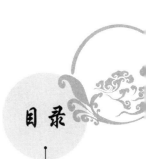

目录

第三部分　临证实战

第一部分

经典研习

"治中焦如衡，非平不安"

吴鞠通以《灵枢·营卫生会》中"上焦如雾，中焦如沤，下焦如渎"为理论基础，结合温病过程中上、中、下三焦所引起的病理变化，以此作为辨证论治的依据，创立了"治上焦如羽，非轻不举；治中焦如衡，非平不安；治下焦如权，非重不沉"的温病重要治则之一。

脾与胃位居中焦，脾性喜燥恶湿，胃性喜润恶燥，脾升胃降，燥湿相济，共同完成饮食物的传化过程。由于脾胃在生理上的相互联系，因而在病理上也是相互影响的。如脾为湿困，运化失职，清气不升，即可影响胃的受纳与和降，出现食少、呕吐、恶心、脘腹胀满等症。反之，若饮食失节，食滞胃脘，胃失和降，亦可影响脾的升清与运化功能，出现腹胀、泄泻等症。《素问·阴阳应象大论篇》说："清气在下，则生飧泄；浊气在上，则生䐜胀。"这是对脾胃升降失常所致病证的病理及临床表现的概括。因此，"治中焦如衡，非平不安"在脾胃病的辨证治疗中运用最广。

"治中焦如衡，非平不安"。其原意：一是指治疗中焦温热性质的病证，要注意祛邪气之盛而复正气之衰，使机体归于平和；二是指治疗中焦湿热性质的病证，要注意分消湿热，升脾降胃，不可偏治一边，以恢复其正常的生理功能和人体健康和谐的平衡状态。

那么，在平常治疗脾胃病证的过程中，我们应该如何通过合理选择药物和有效配伍，达到恢复脾胃功能平衡的治疗目的？一般应着眼以下几点。

一、调理脾胃的阴阳平衡

脾为阴脏，胃为阳腑。"太阴脾土，得阳始运，阳明胃土，得阴自安"，脾胃阴阳相互依存，互根互用，只有脾阴、脾阳、胃阴、胃阳四者保持动态平衡,方能维持人体脾胃的正常生理功能,才能使正气充足,邪不可干;反之,如果脾胃阴阳的平衡受到破坏,任何一方有所偏盛或偏衰都会产生疾病,如临床上常见的胃强脾弱证和脾强胃弱证,这是我们在临床用药时需要特别注意的。如吴鞠通在《医医病书·治内伤须辨明阴阳三焦论》中所云,"补中焦以脾胃之体用。各适其性,使阴阳两不相忤为要"。

二、调节脾胃气机的升降平衡

叶天士指出:"脾宜升则健,胃宜降则和。"升者,升其清阳,上输于肺,灌输百脉;降者,降其浊阴,下归于肾,通达大小肠、膀胱,从便溺而消。脾胃居人体之中心,是气机升降之枢纽,脾气主升而胃气主降,脾升胃降的平衡一旦失常就会出现种种病理现象。脾胃气机失调多表现为脾气不升与胃失和降两个方面,如嗳气、呃逆、胀满、纳呆、泄泻、便秘等。因此,在治疗用药时要顾及脾胃气机之升降,根据不同的临床表现,运用和胃降逆、益气升清、辛开苦降等方法,使脾胃升降协调,以达中焦平衡,纳运如常。

三、调节纳运平衡

胃主受纳,脾主运化,胃受纳腐熟水谷之后,经脾的运化作用将食物转化为水谷精微,一部分上输于心肺,一部分下输小肠,经过小肠泌别清浊后将精微物质利用脾气转输至周身,将糟粕通过大肠与膀胱排出体外。因此,胃受纳与脾运化,要保持相对平衡,才能维持人体正常的新陈代谢过程。如果纳运平衡失常,则会引起种种病理变化。胃纳反常,则出现纳减不能食、食后胃中嘈杂等不能受纳的临床表现。治宜开胃醒脾,代表方如保和丸、枳实导滞丸、平胃散等。脾运失常,则出现食后作胀、食而不化、全腹胀满,或虽食而身体消瘦、四肢无力,治宜健脾运中,代表方如香砂六君汤、参苓白术散、胃苓汤等。

四、调节燥湿平衡

燥和湿在生理方面是对脾胃特性的一种概括。脾为湿土,喜燥而恶湿;胃为燥土,喜润而恶燥。正如《临证指南医案·卷二》所云:"太阴湿土,得阳始运,阳明燥土,得阴自安。以脾喜刚燥,胃喜柔润故也。"尤在泾说:"土具冲和之德,而为生物之本。冲和者,不燥不湿,不冷不热,乃能化生万物,是以湿土宜燥、燥土宜润,便归于平。"(《医学读书记》)因此,在临床用药上,要充分考虑到这一生理特性,用药不宜过腻、过刚。例如,在化湿时不宜过于苦寒和温燥,过燥反易伤阴,养阴不宜过于滋腻,滋腻有碍运化,应使润燥互济,才更有助于脾胃功能的恢复。

五、调节寒热平衡

寒热并治是针对寒热错杂病机确立的治疗原则。消化系统疾病中寒热错杂证比较多见,治宜予以寒热平调、辛开苦降之法,体现"治中焦如衡"之法则,适用于脾胃虚弱、寒热互结于中焦、升降失常等证。

总而言之,治疗脾胃疾病时,应注意把握上述的治疗要点,辨证宜精细,用药宜平和,以达"治中焦如衡,非平不安"的治疗境界,最终达到"阴平阳秘"的和谐状态。

读《金匮要略》论相反药物配伍

相反,指两种药物合用,能产生或增强毒性反应或副作用。《本草纲目》载:"相反者,两不相合也。"《中药学》教材中"十八反"药物歌诀为:"本草明言十八反,半蒌贝蔹及攻乌。藻戟遂芫俱战草,诸参辛芍叛藜芦。"在中药药性理论中,"十八反"属于中药配伍禁忌,《神农本草经·序例》中说,"勿用相反相恶者",《中华人民共和国药典》各版次都对"十八反"内容进行了收录,称其不宜同用。但是,当代医家使用相反药物治疗疑难疾病的大有人在,如:中医学家蒲辅周用甘草、甘遂等份为丸,治愈"痰迷心窍"的痴呆病证;李可名老中医善用附子、生半夏治疗急危重症。但是反药能否同用的问题,历代医家一直争议较大。当前,若想在临床中应用相反药对,则需要医师双签名确认,负完全责任。由于当今医疗环境不容乐观,对绝大多数现代中医师来说,为了明哲保身,关于相反配伍用药,干脆弃而不用,望而生畏。作为中医人,为后学者以示范,有必要以《金匮要略》为例,谈谈相反药物配伍的临床运用。

详读《金匮要略》,发现有四个方证、三对药物含"十八反"歌诀中的相反药应用:赤丸方证、甘遂半夏汤方证、附子粳米汤方证、栝楼瞿麦丸方证。其中赤丸、附子粳米汤有乌头(附子)、半夏药对;甘遂半夏汤有甘遂、甘草药对,栝楼瞿麦丸有栝楼、附子药对。

一、《金匮要略》相反四方证的方证解析

1. 赤丸方证

《腹满寒疝宿食脉证并治第十》第16条:"寒气厥逆,赤丸主之。"赤丸组成为茯苓四两、乌头二两、半夏四两、细辛一两。方后注:"上四味,末之,内真朱为色,炼蜜丸如麻子大,先食酒饮下三丸,日再夜一服;不知,稍增

之,以知为度。"赤丸中乌头、半夏相反。对于其相反的用意,《金匮要略心典》和陈修园《金匮方歌括》的意见基本一致,认为赤丸的病机在于寒饮痼结、厥而上逆,赤丸证腹痛为寒与饮结、冰伏血脉,阳气不得宣通,冲击而痛厥。取茯苓、半夏降逆化痰,乌头、细辛散寒通络,真朱用以"破阴去逆",如《张氏医通》载"真朱为色,有坎离相生之义"。河南王付教授认为,赤丸是除寒痰的基本方、治标方。赤丸方可用于胃肠痉挛、肠梗阻、痛经、哮喘、冠状动脉粥样硬化性心脏病(冠心病)、心肌缺血等属寒痰痼结,甚至有上逆趋势者。

2. 附子粳米汤方证

《腹满寒疝宿食病脉证并治第十》第 10 条:"腹中寒气,雷鸣切痛,胸胁逆满,呕吐,附子粳米汤主之。"方用炮附子一枚,半夏、粳米各半升,甘草一两,大枣十枚。方后注:"上五味,以水八升,煮米熟汤成,去滓,温服一升,日三服。"附子粳米汤中附子、半夏相反。附子药性较乌头为弱,用于温阳散寒,益火补土。如《金匮要略心典》所言:"中土虚而堤防撤矣,故以附子辅阳驱阴。"半夏则用于化饮降逆,辅以粳米、大枣、甘草等甘缓药物,培元缓急。临床适用附子粳米汤的病机为脾肾阳虚导致的寒饮泛滥,属标本同治,多用炮附子、制半夏。目前本方应用于胃痉挛、幽门狭窄、消化性溃疡、胆石症、胰腺炎等消化系统疾病,也可以用于哮喘等。李可、郭长贵老中医善用附子、生半夏治疗急危重症,并言二者配伍后"相反相磨、相激相荡、相辅相成,功效倍增"。

3. 甘遂半夏汤方证

《痰饮咳嗽病脉证并治第十二》第 18 条:"病者脉伏,其人欲自利,利反快,虽利,心下续坚满。此为留饮欲去故也,甘遂半夏汤主之。"方用甘遂三枚、芍药五枚、半夏十二枚、甘草如指大一枚。方后注:"上四味,以水二升,煮取半升,去滓,以蜜半升,和药汁煎取八合,顿服之。"甘遂半夏汤中甘遂与甘草相反。二者配伍能够相反相激、激发留饮,而且有相使、相助之效。甘草又能引经,使药力深入脏腑,同时起到缓急的作用。如《金匮要略直解》所云:"留者行之,用甘遂以决水饮;结者散之,用半夏以散痰饮……缓以甘草、白蜜,虽甘遂甘草相反,而实有以相使。"《古方选注》曰:"反者,此欲下而彼欲上也。乃以白芍约之,白蜜润之,则虽反而甘遂亦得下渗。"甘遂半夏汤病机为留饮结聚,阻遏阳气,且有欲出之势,可用于治疗自主神经功能紊乱、尿毒症、心包积液、肺源性心脏病(肺心病)伴腹腔积液等。此方用药较为猛烈,为治标方,可短期应用,不宜长期服药;且使用时应该注意固护正气。若夹杂脾肾虚衰等,可合方使用,标本同治。

4. 栝楼瞿麦丸方证

《消渴小便不利淋病脉证并治第十三》原文:"小便不利者,有水气,其人若渴,栝楼瞿麦丸主之。"方用栝楼根二两、茯苓三两、薯蓣三两、炮附子一枚、瞿麦一两。方后注:"上五味,末之,炼蜜丸梧子大,饮服三丸,日三服;不知,增至七八丸,以小便利,腹中温为知。"栝楼瞿麦丸中天花粉、附子相反。二者一润上燥,一温下寒,如《医宗金鉴》所云:"小便不利,水蓄于膀胱也。其人苦渴,水不化生津液也。"《金匮要略心典》曰:"其人苦渴,则是水寒偏结于下,而燥火独聚于上……夫上浮之焰,非滋不息;下积之阴,非暖不消;而寒润辛温,并行不悖。"《神农本草经疏》:"栝楼根能止消渴身热,烦满大热。"可知栝楼瞿麦丸的病机为阳虚不能化水,故用附子温阳利水;水气偏结下焦则不能上达,故上焦燥热,可用天花粉润燥生津。二者不取相反相成,而取各司其职。栝楼瞿麦丸为肾气丸变法,是标本同治方,其根本病机为阳虚不能化水,水气偏结下焦,上焦燥热,可适用于糖尿病、尿毒症、慢性肾炎、前列腺肥大等。应用此方一般以下部水肿、口渴为指征,但也有无典型症状,而有其他指征,如鼻干、饮冷过多等。总之,临床当细心体察是否有寒饮结聚伴上焦干燥,如是,即可切中病机。

二、反药的辨证认识与合理应用

《金匮要略》中相反药使用的作用主要有二:一为相反相激,二为上下分治。

对于实证、急证,使用相反相激的作用较多,如赤丸证、甘遂半夏汤证;对于虚实夹杂、寒热错杂的缓证,使用上下分治的作用较多,如附子粳米汤证、栝楼瞿麦丸证。反药的运用并不是需要严格禁忌的,甚至在疗效上可谓显著。其运用的关键在于:疾病病机应符合方证的病机,注意煎服法和反药剂量的配比。对于反药的认识应以辨证论治、方证合参为基础,抓住病机的关键。此外,我们应分析仲景所处时代的中药配伍规律,领会仲景用药习惯。乌头:寒疝病、历节病、心痛病,都有严重的寒气结聚,故乌头所治多为实证,用以通经散寒,然而只有赤丸加上了化饮药物。附子:在《伤寒论》中太阴、少阴病中多用，如通脉四逆汤、白通汤的阴阳格拒，八味肾气丸的虚劳腰痛。仲景凡用附子的方证，其寒均为下焦阳虚而非寒邪，这与乌头应作出区分。甘草：麻黄甘草汤、大黄甘草汤中均用甘草，取其不仅能够深入脏腑，而且能够缓和药性之意。栝楼根："百合病渴不解者，栝楼牡蛎散主之。"方用栝楼根、牡蛎两味。百合病为上焦阴虚有热的典型证候，说明栝楼根不仅用于除热，而且能润燥，且走上焦甚于下焦。

三、《金匮要略》相反药物配伍应用

1. 临床增效

《金匮要略》相反药物配伍经过后世近两千年的临床检验，发现只要辨证准确，不会发生严重的不良反应，而且疗效倍增。无论是从理论渊源、用药沿革还是大量现代实验研究结果来看，附子与半夏的配伍禁止、配伍使用均没有强有力的依据，而二者配伍又为临床所多见，且疗效显著。大多数中医临床家认为，中药在人体内的治疗过程和结果更直接地体现在临床治愈率上，故只要临床行之有效，就可以使用，鉴于附子、半夏性味比较峻猛，使用不当易造成不良反应，故将二者配伍列为"慎用"是否更为妥当？只要经临床辨证，凡属脾肾阳虚、痰湿内蕴的患者，均可合理配伍使用。我们需要谨慎使用，但并非禁忌，这就要求辨证准确，合理配伍，剂量斟酌，正确炮制、煎煮，对症下药，药后密切观察等，这样才能做到有故无殒。

我们反复强调十八反配伍禁忌，但我们忽略了一个细节，医师在临床遣方时的破禁运用都是在君臣佐使的规律下使用多种草药组合的复方汤剂，而并非只有两味药，但我们平时强调的配伍禁忌只是单一的两味药的配伍，并没有研究指出一对反药对整个复方的影响，所以我们在研究十八反、十九畏配伍禁忌的同时还要注意到单药与禁忌药对、禁忌药对与其他药物之间的复杂关系。深入研究十八反、十九畏的药效活性，可能会开拓新的思维模式和产生新的中药运用理念来解决一些疑难重症，可能会对方剂运用的理论研究有重要的推动作用。

2. 临床注意事项

（1）"十八反"是传统意义上的中药配伍禁忌，后世医家破禁配伍"合用"的屡见不鲜。"禁用""合用"均缺乏理论、实践依据。因此临床上应慎用。

（2）使用时务必做到辨证准确，药证相应，初次使用应在有经验的中医师指导下使用。

（3）反药配伍最好针对属于疑难杂症、沉疴痼疾的患者使用。

（4）反药配伍中大多含有毒性、药性猛烈的药物，反药合用临床反应强烈，容易损伤人体正气，应选择对身强力壮的成年患者使用，禁用于老年人、身体虚弱者者、孕妇、儿童、妇女的经期等。

（5）使用时，确保煎煮正确、炮制适当，剂量由小到大，逐渐增量，中病即止。

（6）使用后应做好中毒的相关中西医抢救应急预案，以防万无一失。

葛根汤治腹泻

腹泻是一种常见的消化系统疾病临床症状,中医称之为"泄泻"。读《伤寒论》后我们发现,其中有诸多有关下利的条文。据《中国医学大辞典》解释,仲景所谓之"下利",包括泄泻和痢疾。《伤寒论》中关于下利的条文有84条,约占全书条文的1/5,广泛涉及六经病的范畴,其中下利同时见表证的条文主要记载于太阳病篇、太阴病篇。

一、葛根汤的源流

葛根汤出自《伤寒论》,其中第32条云:太阳与阳明合病者,必自下利,葛根汤主之。葛根汤原方由桂枝汤加麻黄、葛根组成,具体包括葛根四两、麻黄(去节)三两、桂枝(去皮)二两、生姜(切)三两、甘草(炙)三两、芍药二两、大枣(掰)十二枚。主要用于治疗太阳阳明合病下利,既有伤寒表实证,又有便溏下利之里证。条文中提及"自下利",说明患者是由太阳表邪不解内陷、大肠传导失司、水谷不化导致的。

二、仲景对太阳阳明合病之腹泻的认识

《伤寒论》中仲景用葛根汤来治疗太阳阳明合病之下利。其机制在于:太阳病邪不解,风寒束表,腠理闭塞,出现恶寒、发热、无汗等太阳表实证。肺主皮毛,主宣发肃降,若腠理闭塞,则肺气失宣,气机升降失常。《灵枢·本输》曰:"肺合大肠,大肠者,传导之府。"《中西汇通医经精义》云:"大肠之所以能传导者,以其为肺之腑,肺气下达,故能传导,是以理大便必须调肺气也。"肺与大肠相表里,大肠为肺之腑,两者在生理上主要表现为互相配合,即肺气宣发肃降功能正常,则有助于大肠传导糟粕。今肺失宣降,气机失常,而致大肠传导失司;再者,大肠主津,经过小肠泌别清浊作用后所剩

余的食物残渣和水分被大肠所接收,通过其燥化作用,将食物残渣的水分再次吸收。肺为水之上源,主通调水道,其对体内水液的输布、运行和排泄,是由其宣发、肃降功能来调节和疏通的。若肺气失于宣肃,则通调水道失常,水液输布和排泄障碍,从而使大肠燥化功能失常,水液和糟粕不能被再次吸收,以致清阳下陷,浊阴下流,水与糟粕俱下。《素问·阴阳应象大论篇》云:"清气在下,则生飧泄,浊气在上,则生䐜胀。"由此可见,其机制在《黄帝内经》(简称《内经》)中已有言之。

三、葛根汤治疗腹泻的机制

《伤寒论》第32条云:太阳与阳明合病者,必自下利,葛根汤主之。此处所谓的下利是由于太阳表邪未解而内陷,病邪由太阳进入阳明,进而出现下利。病机的重点在于太阳表邪不解,肺气不利,肺失宣肃,玄府闭塞,肺主通调水道的功能失调,胃中津液不能由脾上输于肺,津气不能正常输于皮毛,而被迫下趋大肠,大肠传导功能失调,津液输布失常,以致清阳下陷,浊阴下注,故见下利。所以,仲景治疗的重点是通过采用发汗的方式以解太阳之邪,同时兼顾提升津液以解阳明之邪,故治用葛根汤。葛根汤组方是由桂枝汤减少桂枝、芍药的用量,加葛根、麻黄而成。方中以桂枝汤加麻黄,调和营卫,散风寒于外,葛根升提津液于上,水出玄府,水液敷布归于正常,则下利必止,加上芍药、大枣补血舒筋,甘草调和诸药,共奏散风寒、生津液、止下利之功效。综上可知,仲景所创葛根汤就是用来治疗太阳表邪不解、内陷之下利,其治疗方法实为表里双解法,即在解表的同时,举下陷之清阳,祛内陷之邪气,使表解里和而利自止。

四、"逆流挽舟"治法的确立

"逆"者,逆病势、逆常法也。"挽"者,牵引之意也。此犹于狂澜之中,挽住下行之舟楫,使其逆而向上。"逆流挽舟"法治疗下利,是通过发汗解表,使太阳表邪不解而内陷于阳明之邪气从表而出。

《伤寒论》中仲景虽未明确指出"逆流挽舟"之名,但其以发汗的方式治疗下利的方法,实为开创"逆流挽舟"治法之先河。后世诸多医家在仲景的基础上不断继承和发扬,直到清代医家喻嘉言方才提出"逆流挽舟"之名,并推崇以人参败毒散为该法的代表方。喻嘉言在《医门法律》中对"逆流挽舟"治法的机制、临床运用的注意事项及禁忌做了详细的论述。至此,此种治疗下利的方法逐渐被后世医家所沿用。

五、葛根汤的现代运用

中医治疗泄泻概括起来有九法,包括淡渗、清凉、升提、疏利、甘缓、酸收、温肾、固涩、燥脾。喻嘉言在仲景的基础上提出此九法之外的另一种用于治疗泄泻的新思路,那就是以汗止泻法。葛根汤虽为太阳伤寒和太阳阳明合病所设,但其运用远远超于外感病的范畴,后世医家在此基础上,将葛根汤广泛用于治疗慢性鼻炎、颈椎病、腰痛、眩晕、不寐、便秘等诸多疾病,也取得了不错的临床疗效。有学者统计,该方已广泛用于呼吸系统、消化系统、神经系统、内分泌系统等多科疾病。

六、结语

综上所述,《伤寒论》中仲景采用葛根汤治疗太阳伤寒和太阳阳明合病之下利,开创了"逆流挽舟"法之先河,喻嘉言在此基础上,始立"逆挽"之名,并推崇人参败毒散,用来治疗表邪兼有下利之证。医者在临床运用时,当不拘泥于用来治疗外感病,也可广泛用于治疗临床诸多疾病,但需辨证论治、审证求因,方能灵活运用。

读《伤寒论》论临床药物剂量

东汉末年张仲景所著《伤寒论》被后世尊为"方书之祖",所载诸方迄今仍广泛使用。仲景方之组成、药物的加减化裁等,具有严格的规范性,组方配伍法度严谨,用药精专,疗效卓著,为历代医家所称颂。成无己云:"自古诸方历岁浸远,难可考详,唯仲景之书,最为群方之祖。"李东垣云:"仲景药为万世法,号群方之祖,治杂病若神。后世医者,宗《内经》法,学仲景心,可以为师矣。"仲景方不仅集汉以前方剂之大成,而且承前启后,成为后世创新、衍化新方的母方。仲景方的组方法度及临床疗效均堪称后世方剂典范。因此认识张仲景在经方中剂量的运用,结合现代医学,合理运用经方,对提高临床疗效具有重大意义。

有人说:中医不传之秘在剂量。据临床所见,这话确有一定道理。医之一世,能提出创新理论者很少,但要医者谈谈用药体会,常常是滔滔不绝,特别是对中药的剂量,何时、何种情况,宜多少量才能奏效,医师们肯定是如数家珍。作为百代宗师的张仲景,在用药剂量方面,不可能草率从事,其法度严谨,分量考究都为医界公认。据统计,《伤寒论》用药出现频率最高的是甘草(70方次)。作为主药,在方中剂量最大的用四两(5方次);作为调和药,剂量最小的仅用36铢(1/4两)。其用量大小之比为16:1。此外,茯苓共用了15方次,其中茯苓桂枝甘草大枣汤中的茯苓用量为半斤,麻黄升麻汤中的茯苓仅用6铢,用量大小之比为32:1。《金匮要略》泽泻汤中泽泻用五两,而白术仅用二两;瓜蒌薤白白酒汤和瓜蒌薤白半夏汤二方都用薤白、白酒,但用量迥异;茵陈蒿汤方中茵陈用六两(约相当于今90g),而栀子用14枚(约相当于今17g)。此外,还有因某味药物的剂量变动而改变全方主治的情况。同样是桂枝汤的药物组成,但桂枝加桂汤的桂枝用五两,主治为气从少腹上冲心者;桂枝汤倍芍药主治腹满时痛。白虎加人参汤用石膏二斤,而麻黄升麻汤也用石膏,却仅用6铢,剂量大小之比为128∶1。由此可见,张仲景在总结前人经验的基础上,经过大量的临床实践验证,逐步完善了"经方"的组成,对每一味药的剂量,可谓深思熟虑,绝非信手之举。著名中医学家岳美中曾说过:"仲景书中最大的优点是列条文不谈病理,出方剂而不定药理,让人自己去体会,其精义往往在于无字之中。"因此,笔者认为,"经方"的剂量是其精义之一,今天我们学用"经方",只记药名不够,还必须记住每味药的剂量。

"经方"的药量换算,历代都有研究。有根据临床常用量来估计的,有根据某种药物单位体积的比重来推算的,也有根据"药秤"来折算的,还有根据古代货币和剂量进行间接核算的,这些都不够准确。近年来,由于考古工作的不断进展,关于东汉时期度量衡的研究日趋完善,有了这一基础,上海柯雪帆认为,"经方"的剂量应按汉一斤相当于今250g,汉一两相当于今15.625g(缩简为15.6g),汉升相当于今200ml换算。这种换算方法,从中药学的角度看,略大于目前临床常用量,从度量衡史的角度看也是可靠的。按照上述汉一升相当于今200ml的换算方法,笔者将"经方"中用容器测量固体药物做了部分验证,如汉一升半夏相当于今法半夏56g或京半夏58g,汉一升麦冬相当于今61g,汉一升火麻仁相当于今49g,汉一升五味子相当于今40g,汉一升吴茱萸相当于今31g,汉12枚大枣相当于今36g,汉12枚栀子相当于今20g,汉50枚杏仁相当于今25g。多年来,笔者临床遣用"经方"时,都按上述方法换算,切合临床实际,而且安全有效。值得注意的是,对于一些毒性明显、药性猛烈的药物,如大戟、芫花、甘遂、水蛭、虻虫、蜀漆、附子、细辛、麻黄等,应根据药材产地、品种、炮制的具体情况,以及患者体质的盛衰,灵活掌握,并注意观察患者的病情变化,做到"量随证变"。

大部分药物剂量的使用是遵从经方原用的常规剂量,但是也要"量随证变",根据病情变化,使用非常规、大剂量药物。我们知道任何疾病,从病变轻重程度去看,它的病例数呈现的是正态分布,一般程度的病例、轻微程度和严重程度的病例各占多少比例,我们很难给出一个具体的数字。常用量是适合最多数病例的用量;从另一个角度讲,人们之所以把某个量称为"常用量",就是因为该用量是给最多数病例使用的量。

当然,正确处理好方药剂量与有效性和安全性的关系,是提升中医疗效的一个重要环节。对于危重疑难病症的辨治,应用经方时,药物的剂量一定要与病证相合,当重则重,否则,难以取得明显疗效。特别是峻药,更应当认证准确,胸有定见,放胆投用,才能起沉疴重症。当然,这个认证准确,胸有定见,是基于对《伤寒论》理法方药的透彻理解和掌握之上的。

近现代伤寒大家范中林和吴佩衡,皆是善用经方的临床实力派医家,他们都擅长应用大剂量的附子辨治危重病证,常常一次用量就多达上百克,甚至几百克,很多急危重症,往往因附子的用量奇大而药到病除,人们称他们分别为"范附子""吴附子"。近代中西医结合大家张锡纯,也是一位伤寒大家,以善用重量石膏而著称。他辨治阳明实热炽盛者,常常重用至200g以上,不少顽症因药量奇大而豁然痊愈,人称"张石膏"。同时代的另一位北京名医陆仲安常常以重用黄芪而著称,曾辨治肾炎水肿,黄芪用至300g,有"陆黄芪"之称。当代李可老中医创制的有效名方"破格救心汤",救治心系重证的主要特点就是重用附子。李老治疗重症,如救治心力衰竭、呼吸衰竭、循环衰竭等,为启动真阳,回阳救逆,附子用量常常在100g以上,挽救了不少急危重症及疑难病患者。

病案举例:

宛某,男,74岁。胸闷气喘、咳嗽、咳痰伴乏力3年,加重1个月余,2009年10月29日初诊。

患者有慢性支气管炎、肺气肿、肺心病心力衰竭病史。经常咳嗽、咳痰,动则胸闷气喘,每遇感冒、寒冷,或稍重活动时即加重。1个月前因感冒发热未及时治疗而加重,诱发咳嗽、咳痰,继之胸闷、心慌、气喘并渐加重,夜间更甚,倚息不能平卧,去市某医院诊为慢性阻塞性肺炎,肺心病心力衰竭、心功能Ⅳ级,肺部感染。住院给予强心、利尿和抗感染等治疗10余天,由于长期使用各类抗生素,已造成多种抗生素耐药,因而疗效不明显。诊见:精神疲惫,乏力,痛苦病容,阵发性咳嗽,咳白黏痰,胸闷气喘,动辄尤甚,夜间加重,无寒热,无汗,无口苦、口干,腹稍胀满,纳差,寐差,双侧踝部轻度水肿。舌淡暗,舌体胖嫩,苔白腻滑,脉沉细数。证属少阴太阴合病挟饮。方拟麻黄细辛附子汤、四逆汤、小青龙汤三方合方化裁:炮附子(先煎1小时)30g,干姜30g,麻黄15g,细辛15g,桂枝15g,白芍15g,炙甘草15g,五味子15g,清半夏30g,茯苓30g,肉桂粉(冲服)6g。4剂,日1剂,水煎分三次服。

二诊:咳嗽、咳痰减轻,仍困倦乏力,胸闷气喘,倚息不能平卧。考虑扶阳力度过小,在上方基础上:将炮附子(先煎1小时)、干姜各加至45g,炙甘草加至30g,加山萸肉60g,继服4剂。

三诊:精神渐好,胸闷、气喘减轻,踝部轻度水肿消失,继续扶阳祛寒,涤化水饮,上方又加减继服12剂,其间,炮附子最大量用至75g,干姜最大量用至60g,诸症基本消失,已能外出锻炼身体,停服汤剂,嘱以桂附地黄丸口服以巩固疗效。

【按】此患者素体久病阳虚,又感寒发病,治不得法,阳虚日渐加重,终至表里俱虚寒,水饮内结上逆。阳衰是该案病机的关键,回阳固本之药必须量大才能获效。所以,应用经方治疗重证,既要辨准方证,紧抓病机,方证相应,又要重视方药剂量。

综上,我们应用经方,虽然不是按照原方药量,但也不能用量过小。应用经方,药量的大小要根据疾病的具体情况,还要结合患者的体质状况而定。因为存在个体差异,每一个患者的具体情况是不同的,需用多大量全凭辨证。如果该用重时而用得少,则杯水车薪起不到应有的作用,从而延误病情。对急危重症,只有重剂才能起沉疴,挽狂澜于顷刻。若该用轻量时反而滥用重量,则适得其反。

所以,笔者认为,应用经方的用药定量原则是:用药如用兵,药量必依证。参考经方法,结合个体定。也就是说,用药剂量的确定:一是要依据病证情况,按照《伤寒论》的理法来全面考量,除选准方剂外,药量的多少对疗效也是至关重要的;二是具体定量还要考虑个体差异,权衡患者体质是否能承受得住较大的剂量。总之,一切在于既要有疗效,又要避免副作用,做到药量轻重适宜。只有当临床医师掌握经方的配方剂量使用,同时又能根据临床患者病情差异进行"量随证变"适当加减,方能取得良效。

第二部分

跟师传承

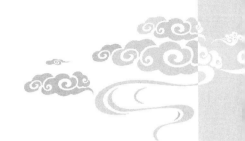

第一章　跟师心得

第一节　中西并重　陈绍宏教授

陈绍宏教授,成都中医药大学附属医院主任医师,首届全国名中医,全国老中医药专家学术经验继承工作指导老师,四川省名中医,享受国务院政府特殊津贴,从医50余年。陈教授治学严谨,深究古典医籍,注重理论联系实际,中西医并重,在继承中创新,在创新中传承。针对中风病急性期,他提出"元气亏虚为本,虚生瘀、瘀生痰、痰化火、火生风"的核心病机理论,制定"复元醒脑、逐瘀化痰、泄热息风"的治法,拟定方药制成院内制剂"中风醒脑液"。在遵循仲景学说基础上,他又提出"重三经,定四型"的新理论,应用系列经方治疗感染性发热疾病取得了满意疗效(涉及19个病种)。其中针对外感发热的抗高热1号方开发成新药"散寒解热口服液"上市,被原卫生部(现国家卫生健康委员会)《流行性感冒诊疗指南(2011年版)》和国家中医药管理局外感发热临床路径采用。制定的急乳蛾(急性化脓性扁桃体炎)中医诊疗技术和临床路径被国家中医药管理局采纳。

笔者作为第三批全国优秀中医临床人才研修班中的一员,有幸跟随陈绍宏教授侍诊学习,并将跟师心得整理如下。

一、传承为本,创新为继,西学中用

"传承和创新哪一个重要"常常是摆在中医人面前的一道难题。陈绍宏教授认为,传承是中医发展的基石,创新则是中医发展的未来,没有良好的传承,创新则无从谈起。马克思曾说过:"人们自己创造自己的历史,但是他们并不是随心所欲地创造,并不是在他们自己选定的条件下创造,而是在直接碰到的、既定的、从过去继承下来的条件下创造的。"任何一门学

科和技术,都是从模仿开始,后来才能提高和创新。中医学也是如此,著名的中医急症大家任继学教授在《悬壶漫录》中写道:没有完整、系统地继承中医药理论,就不会对疾病有一个正确的认识,也就不会有理想的疗效。只有扎实地学好《内》《难》《伤寒》《本经》等古书,使之密切结合临床,察色按脉,先别阴阳,识得标本,才能提高中医临床疗效,中医学术才能发展。作为一个合格的中医师应当全面继承古人理论,从中药、方剂到诊断和治疗,从《内经》《难经》《伤寒杂病论》到温病,从本草到针灸和外治法等,均需要完整地传承下来。只有全面地继承古人的经验和理论,才能更好地发挥中医的特长,才能有所创新。

中医是一个不断发展,不断去伪存真的医学理论体系。如任继学教授所言:"中医在每个朝代都在进行现代化。"从《内经》到东汉的《伤寒论》,再到金元四大家、清代的温病学派及清末民国的中西汇通学派,都是中医在各个朝代"现代化"的表现,它们的"更新换代"和"升级"为中医的发展注入了更多的新鲜血液。作为一名现代的中医师,在继承古人理论和经验的基础上,还应熟练掌握和运用现代先进的医学知识及医疗技术,中西医互通互用,进而促进中医药的现代化发展。

二、"辨证"不言"病","辨病"不言"证","病""证"要分明

辨证论治是中医认识疾病和治疗疾病的基本原则,也是中医治病的核心。"辨证"和"辨病"的关系是中医、中西医结合长期争论的问题。陈绍宏教授认为"证"的内容可能是某一疾病的临床表现,也可能是疾病合并症及其并发症的表现,这种证候的归纳可见于多种不同的疾病,中医只言"证",不言"病"。它不同于西医的"辨病",不是疾病的诊断,不反映疾病的本质,只是疾病的状态。因此,在疾病的发生、发展过程中可以出现不同的证型,也可在不同的疾病中出现相同的证型。用证型去套疾病,是不恰当的。

西医的"辨病"是病因、病理生理、发生发展预后的规律的综合,能够反映疾病的本质。如脑出血患者出现吸入性肺炎,表现为呼吸道分泌物多、痰声辘辘,如果同时伴发中枢性高热,肌肤灼热,中医"辨证"则为痰热蒙蔽心窍,而在西医看来,则认为肺部感染和中枢性高热仅仅是脑出血的并发症,不是疾病的本质。因此,如果认识不到疾病的本质,仅把疾病的某一症

状或者疾病的并发症作为"辨证"的依据,有舍本逐末之弊。在临床应用过程中,"辨证"和"辨病"均有各自的优势和不足。中医辨证主要凭借感官,通过望、闻、问、切四诊对临床"证候"进行归纳,但是由于方法局限,使之对疾病认识的深度和广度均受到限制。有些疾病早期已有器质性病变,但由于机体的代偿功能,并没有"证"的表现,往往无"证"可辨。在疗效评判上,单靠中医"辨证",也易出现偏差。此外,在某些情况下,虽然有"证"可辨,但不能抓住疾病的本质,导致贻误治疗时机。陈绍宏教授主张在诊断上,参照西医的病名,而治疗上采用中医的辨证。"辨病"时不应言"证","辨证"不考虑"病"。

三、喜用成方,善用合方

"方从法出,法随证立"。辨证是确立治法的基础,治法是遣药组方的原则,而方剂则是体现和完成治法的手段。陈绍宏教授主张在辨证的基础上,以成方配伍治疗疾病,认为辨证论治讲究理、法、方、药的连贯性,遵循"方证对应",即"有是证用是方"的原则。他不赞成一些医家"有药无方"的做法,认为这是药物堆积,不能体现辨证,也不赞成随意加减古方,以至从处方药物组成中已完全看不出原方的痕迹,即"有方无药",这些都违背了张仲景"观其脉证,知犯何逆,随证治之"之训。陈绍宏教授临床处方精练、重点突出,常常数味药中即包含若干成方。如治疗肺心病急性发作期患者,其主要病机为痰浊蕴肺、肺气闭郁,以宣肺化痰为主要治法,基本方为麻黄 15g,杏仁 12g,全瓜蒌 30g,薤白 15g,法半夏 15g,桔梗 30g,甘草10g。诸药共奏宣肺平喘、化痰止咳之功。七味药中,就包含有三拗汤、瓜蒌薤白半夏汤(去白酒)、桔梗汤 3 首方剂。合并阳虚水泛之证,兼见心慌、心悸、咳而上气,不能平卧,甚至身肿,下肢为甚者,加五苓散去猪苓(云苓30g,桂枝 15g,炒白术 30g,泽泻 30g,同时合并苓桂术甘汤在内)疗效显著。

四、专病设专方

在长期的临床实践中,陈绍宏教授认为,许多疾病的病理过程多能用中医的一证概括,从而总结出许多专病专方,现总结如下。

深部霉菌或二重感染:辨证为湿热内蕴或脾虚湿盛,治疗:实证以苦寒燥湿为法,方宜苦参汤、二妙散、泻心汤加白鲜皮;虚证兼以益气健脾,前方加香砂六君子汤。

急性胃肠炎：辨证为寒热互结，气机阻滞，治以和胃降逆，开结除痞，方宜半夏泻心汤合半夏厚朴汤；若伴腹痛可加芍药甘草汤。

血小板减少性紫癜、再生障碍性贫血：辨证为肾精亏虚，治以补肾填精，方宜龟鹿二仙胶，或合参芪四物汤、胶艾四物汤冲服三七粉。

急性尿路感染：辨证为湿热下注，治以清热、利湿、解毒；方宜龙胆泻肝汤合五味消毒饮，后期可选八正散。

急性牙龈炎：辨证为胃热上逆，治以清散胃热；方宜清胃散合川芎茶调散。

自主神经功能紊乱：辨证为心气不足，心失所养，治宜养心安神，方宜桂枝加龙骨牡蛎汤合甘麦大枣汤。

慢性阻塞性肺疾病急性发作：辨证为肺脾气虚，痰浊内蕴，治宜宣肺化痰，益气健脾，方宜三拗汤、瓜蒌薤白半夏汤、桔梗汤、香砂六君子汤；若有水肿可加苓桂术甘汤。

急性扁桃体炎：初期风热毒邪，上壅头面，治宜清热解毒，疏风散邪；后期痈疡脓成，气血亏虚，治宜托毒溃脓。方初期用普济消毒饮，后期用透脓散。

冠心病：实证气滞血瘀，治宜活血化瘀，理气止痛，方宜膈下逐瘀汤；虚证气血亏虚，瘀血内停，治宜补益气血，兼以活血化瘀，方用十全大补汤加丹参。同时，无论虚实均配以人参山楂饮（陈教授自拟处方，药用：红参10g，生山楂30g，代茶饮）。

急性胆囊炎、胆道蛔虫病：辨证为湿热内蕴，治宜清热化痰，利胆和胃，方宜黄连温胆汤。

支气管扩张咯血：实证为肝经湿热上扰，肺络受损，治以清泻肝经湿热，兼以止血，方宜龙胆泻肝汤合仙鹤草、白茅根、侧柏叶；虚证为阴虚火旺，肺络受损，治宜滋阴润肺，兼以止血，方用百合固金汤合仙鹤草、白茅根、侧柏叶。

肋间神经痛：辨证为气滞血瘀，治宜活血化瘀，理气止痛，方宜膈下逐瘀汤合川芎茶调散。

慢性肾衰竭：辨证为肾阳不足，水肿内停，治宜温补肾阳，利水消肿，方宜济生肾气丸。

急性肾衰竭(多尿期):辨证为肾气不足,不能约束水液,治宜补肾敛遗;方宜桑螵蛸散、缩泉丸、金锁固精丸。

上消化道出血(不包括癌性出血):辨证为气虚血脱,治宜益气摄血,方宜甘草人参汤(系陈教授自拟方,药用:甘草60g,红参30g,白及30g)。

老年瘙痒症:辨证为血虚生风,血热生风,治宜益气补血,凉血疏风,方宜参芪四物汤合凉血四物汤加紫荆皮、首乌藤。

胃源性头痛:辨证为胃经虚寒,浊阴上逆,治宜温中降逆,方宜吴茱萸汤。若有消化不良,可合理中汤或香砂六君子汤;若伴胃痛,则合理中汤加荜茇。

五、消化内科常见危重症的治疗心得

(一)急性上消化道出血(消化性溃疡)

上消化道出血是指十二指肠悬韧带以上的消化道发生出血,主要表现为呕血、黑粪或血便,头晕、心慌乏力,严重者甚至晕厥、死亡。患者临床表现取决于出血量、出血速度、出血部位及性质。

消化性溃疡为上消化道出血的最常见原因,在治疗上,西医多以迅速补充血容量、内外科止血、抑制胃酸分泌等为原则。当溃疡部pH<6时,血小板的聚集能力下降,溃疡部血凝块易发生溶解;pH<5.4时,血小板聚集及凝血不能,pH<4时,纤维蛋白血栓溶解,进而再出血。因此,抑制酸性环境、促进创面愈合成为止血之要。

西医学认为,溃疡是皮肤或黏膜表面组织的局限性缺损、溃烂,结合中医理论可将其视为"疡",中医治疗当以祛腐生肌为主,但其所致消化道出血时,形势危急,故当急则治标,以摄血为要。陈教授根据明代张景岳提出的"有形之血不能速生,无形之气所当急固"的理论,认为消化性溃疡所致上消化道大出血,只要患者元气尚存,就可得到生机,故临床以固摄欲脱之气为当务之急。临床上患者除了呕血外常还表现为面色苍白,畏寒,四肢无力,全身冰凉,呼吸缓慢,故其辨证多属脾不统血、气衰血脱之虚寒证,治以益气固脱、摄血止血为原则,用甘草人参汤治疗。甘草人参汤不仅能摄血止血,同样具有生肌之功。《神农本草经》记载:"甘草……主五脏六腑寒热邪气,坚筋骨,长肌肉,倍力。"红参,本为人参的熟制品,性温热,能益气摄血,安中补虚。同样,现代药理研究证实,甘草对消化性溃疡所致的上消化道大出血有明显止血作用。甘草中的甘草黄酮、生胃酮能明显抑制胃酸分泌,并能直接作用于溃疡部上皮细胞,促进组织再生和溃疡愈合。红参的止血作用在动物实验中也被充分证实。除此外,对于伏龙肝、三七、艾叶、炮姜等能够止血的中药,从药理学的角度发现,其往往只具有收缩出血部位血管或缩短出血时间的作用,不能明显改善和抑制酸性环境的形成,对于止血的作用短暂、易再出血。

(二) 急性胰腺炎

急性胰腺炎,特别是重症急性胰腺炎,常表现为腹痛腹胀、发热、恶心呕吐,胸腔积液、腹水,以及其他局部和全身的严重并发症。西医治疗多采取禁食、胃肠减压、抑制胰腺分泌、胰酶活性,减少胰酶合成,防治感染,营养支持,纠正水、电解质紊乱,以及防治并发症等。

对于患者而言,其腹痛腹胀为最主要的症状。由于胃肠功能障碍,腹胀逐渐加重,出现肠梗阻、腹腔间隔室综合征,多器官功能不全,并发胸腔积液、感染,甚至脓毒血症、急性呼吸窘迫综合征(ARDS)等。因此,如何快速缓解腹胀,恢复胃肠道功能,是治疗急性胰腺炎的关键。

西医治疗多采用胃肠减压等,但疗效不明显且不良反应较多。陈绍宏教授指出,此时由于炎症打击出现胃肠道功能障碍,肠道黏膜屏障受到破坏,肠道中细菌及内毒素移位,引发脓毒血症、急性肺损伤、急性呼吸窘迫综合征,这是关键的病理生理所在。从中医学的角度来看,辨病当为"腹痛""腹胀",结合患者大热、腹痛、腹满、便闭等表现,可知本病病机为中焦气机受阻,邪热湿浊内蕴,气滞不能下导大肠,反逆于胰,津血内结。总以"不通则痛"为本,而"六腑以通为用",因此,只要能够迅速促进肠道通泻,排出毒邪,就能扼腕于狂澜。

本病初得,辨证上多以实热内结,气机不通为本。《丹溪心法·腹痛》记载,"初得之,元气未虚,必推荡之。此通因通用之法",故治疗则多以通腑泻热、行气导滞为主。而针对在此基础上出现的呼吸窘迫、大热大汗,口干舌燥,面红胸热,咳引胸痛,难以平卧的患者,以及现代医学检查已证实合并胸腔积液、腹水的患者,陈绍宏教授认为此为热淫于内,气滞于里,壮火食气,枢机失用,致中焦气机之枢纽失司,发于腹中,则激荡成液,上累胸中,则龙虎回环失常,龙虎相斗,相激相杀,津液不行,积聚而成。"治胸中痰澼,用吐法以祛其邪",因此可知,辨证上以水热互结于胸的大结胸证为多,治疗当以泻热逐水之法为要,热泻水行,气机自复,予以大陷胸汤屡建奇功。

另外,中医学认为,本病常发生于肥胖、暴饮暴食者。古人云"肥人多痰、多虚",患者往往因虚致痰,痰浊久储中焦,中焦升降运化失司,引发"散膏"体用失调,发为本病。因此,在救治中,特别是对于老年患者,应当扶正与祛邪并施。笔者在跟师过程中,曾见一老年女性患者,患糖尿病、高脂血症数十年,本次发病以腹痛腹胀、畏寒喜暖为主要表现,陈绍宏教授运用大黄附子汤,温里散寒通下,取得了很好疗效。现代药理学证实:大黄具有促进胃肠蠕动、抑制胰酶活性、抗感染的作用;甘遂能够增加肠蠕动、镇痛利尿;芒硝能够在肠道内形成高渗溶液,减少细菌、毒素的扩散,产生泻下作用。事实证明中医药治疗急性胰腺炎具有很好疗效。急性胰腺炎其病机大抵为气机郁滞,湿(实)热蕴结,腑气不通。治疗上则采用理气通滞、清里攻下的原则。在药物选用方面以承气汤为主方,同时针对兼夹症,予以辨证施治。

(三)急性胆囊炎、胆管炎

急性胆囊炎是由于胆囊管阻塞或细菌侵袭引起的急性炎症,临床多表现为腹痛、黄疸、恶心呕吐、发热寒战,感染加重或出现胆管炎时常以高热、寒战为主要表现,严重者出现脓毒性休克。西医一般予以手术、抗感染治疗,但治疗手段较单一、长远康复不理想。因此,在临床上及时介入中医治疗,改善远期预后就成为关键。

本病急性期的关键病理生理在于胆道活动能力下降,胆道内压增高,以致梗阻,导致胆汁及细菌脓性产物排泄不畅而加重感染。所以,能够及时解除梗阻,促进相关物质的排出就成为治疗的要点。西医一般给予解痉药物治疗,但这类药物实际持续产生的疗效时间短、疗效差、不良反应大。通过长期临床实践,陈绍宏教授发现中医药的运用是有所为的。在中医学看来,本病属于"胁痛""黄疸"范畴。《素问·刺热篇》谓:"肝热病者,小便先黄……胁满痛。"将中医学"推演络绎"的思想结合于此,陈绍宏教授认为感染物质聚集局部,即是"痈毒"阻塞胆管,因此及时疏通胆道、祛除痈毒是治疗本病的关键。本病急性期证型多为湿热、痰浊内蕴,结合中医学中肝的生理"酸苦涌泄"为通肝之要,故治宜酸苦涌泄、清热化痰、和胃利胆,选方黄连温胆汤加味乌梅,并重用乌梅至30g。从现代药理研究发现:乌梅对奥迪括约肌具有松弛作用,并能收缩胆囊产生抗菌效应;枳实能够抗炎、促进胃肠道平滑肌运动;黄连、橘红、竹茹具有抗菌抗炎作用。这是科学合理的。

第二节 "中和"思想 孙光荣教授

国医大师孙光荣教授是当代著名中医临床学家和文献学家,国家级非物质文化遗产"同仁堂中医药文化"项目国家级代表性人物,也是《中国中医药现代远程教育》杂志的名誉主编,享受国务院政府特殊津贴待遇。孙光荣教授奉献中医药事业 60 余载,善于调气血、平升降、衡出入、和阴阳,博采众长,继往开来。其开创的"中和"学术医派尚中贵和,持中守一,极大地促进了当代中医药事业的健康发展。

笔者有幸在孙光荣教授学术经验传承工作室侍诊学习,被孙光荣教授提出的"中和"学术理念所吸引,为其高尚的医德医风、高超的诊疗技术所折服。孙光荣教授独特的组方思路,能有效地指导临床处方选药,甚为珍贵,现浅析如下,以飨同道。

一、"中和"思想的提出

孙光荣教授倡行的"中和"学术思想将"中和"精辟定义为:"中和是机体阴阳平衡稳态的基本态势,中和是中医临床遣方用药诊疗所追求的最高佳境。"中医治病不仅仅是简单地进行对抗性治疗,而是立足于对人的整体观念,强调"中和观",进行三因制宜的个体化中和式调治,达到"调和治中、以平为期"的目的,使人的整体功能达到动态平衡。它是人体"精气神"健康稳态的具体描述,更能在人的躯体和心理层面阐释机体的生理、病理变化和特点。孙老在临床中,强调以"中和"为主要思想,以望、闻、问、切四种方法来把握疾病信息,进而审证确证、探求病因、明晰病机,根据病机拟定治则治法,根据确立的治法决定处方,对所选定的方剂进行加减化裁,结合证候合理用药。重点从气机、阴阳、脏腑、经络、气血、环境、饮食、情志、劳逸等方面明确病变机要;倡导"审辨燮和"的辨证论治思想,采用"中和"方式组方用药。

孙光荣教授常说,中医临床无论以何种方法辨证论治,气血、津液、脏腑、六经、表里、寒热、虚实、顺逆、生死，都离不开阴阳这一总纲。"调气血、平升降、衡出入"，是孙光荣教授临床思辨的三大重点。因此，从反向推断，可认为疾病发生的根本原因就在于气血、脏腑、气机三者是否协调，升降、出入是否平衡。疾病发生的外因主要包括风淫、寒淫、暑淫、湿淫、燥淫、火（热）淫及虫兽咬螫伤等，内因主要有痰、瘀、郁、毒、食、性。这些病因会导致气血、脏腑、气机的失调，临床不可不辨。

临床之治疗原则，重点在气血，关键在升降，目的在平衡阴阳。气血调则百病消，升降畅通瘀滞散，气血活、升降顺则阴阳平衡而何病之有？因此，孙光荣教授强调临床要做到"四善于"：善于调气血，善于平升降，善于衡出入，善于致中和。孙光荣教授临证处方药精量小，讲究"清平轻巧灵"。清，指用药不峻猛，不滋腻；平，指药味平淡无奇，药性缓和；轻，指药量轻适中；巧，指结构严谨巧妙，四两拨千斤；灵，指治疗灵活，效果灵验；善用角药、对药。临证用药，不论寒热温凉，抑或辛甘酸苦咸，无论升降浮沉，抑或补泻散收，毋论脏腑归经，抑或七情配伍，同样不离阴阳之宗旨。

孙光荣认为，"中和"离不开升降出入。其中又包含两个方面的含义：一是脏腑生理功能的升降出入，二是中药本身的升降浮沉。五脏六腑之升降出入，无器不有。脾主升清，胃主降浊，脾升胃降，则清气上升，浊气下降，反常则为腹胀、便秘。心火下降，肾水上升，水火既济。反常则失眠、心烦、腰膝酸软、畏寒肢冷。肝气升于左，肺气降于右，实现人体气机的"小宇宙"循环，反常则为咳喘、郁证。所谓出入，主要是气机的散布、纳新，也包括饮食、汗液、二便、月经等各个方面，这些均为出入的衡量依据。人体上下表里间通过上下出入的形式相互联系、相互制约，维持着人体整体的动态平衡。

孙光荣临床辨治的学术系统是："中和思想"→"中和辨证"→"中和组方"。在临床实践中，以"中和思想"为临证之指导思想，把握"中和辨证"的元素与要领，运用"中和组方"的思路与方法。根据临证需要灵活化裁经方，"遵循经方之旨，不泥经方用药"，形成了孙氏系列经验方：以小柴胡汤为核心方剂化裁之"孙光荣扶正祛邪中和汤"，以射干麻黄汤为核心方剂化裁之"孙光荣化痰降逆汤"，以白头翁汤为核心方剂化裁之"孙光荣清热利肠汤"，以甘麦大枣汤为核心方剂化裁之"孙光荣安神定志汤"，以酸枣仁汤为核心方剂化裁之"孙光荣益气活血安神汤"，以小建中汤为核心方剂化裁之"孙光荣益气温中汤",以理中汤为核心方剂化裁之"孙光荣建中和胃汤",以苓桂术甘汤为核心方剂化裁之"孙光荣涤痰镇眩汤",以肾气丸为核心方剂化裁之"孙光荣益肾振阳汤"等等。在用药中时时强调"护正防邪固中和,存正抑邪助中和,扶正祛邪益中和"的宗旨。

二、善用对药

孙光荣教授临床辨证处方选药,总是"谨察阴阳之所在而调之,以平为期",审诊疗之中和,致机体之中和。而对药的使用,最能体现补偏救弊、协调阴阳之治疗目的和"调之使平""平治于权衡"的治疗原则,最能突显孙光荣教授的"中和"学术思想。

孙光荣教授临床应用"对药"的临床经验,能有效地指导临证处方用药,甚为珍贵。孙光荣教授常用对药有:龙骨、牡蛎,杜仲、川牛膝,蔓荆子、藁本、白茅根、车前子,石菖蒲、郁金,天麻、石决明,金樱子、车前子,小茴香、荔枝核,枳壳、厚朴,山药、薏苡仁,郁金、佩兰,桑寄生、何首乌,陈皮、半夏,茯神、炒酸枣仁,蒲公英、金银花,谷精草、密蒙花,炒酸枣仁、制远志,熟地黄、生地黄,乳香、没药,九节菖蒲、磁石,墨旱莲、女贞子。

龙骨、牡蛎为最常用的"对药"。龙骨味甘,性微寒,归心、肝二经;牡蛎味咸,性微寒,归肝、肾二经。二者均有平肝潜阳、收敛固涩之功。龙骨尤善镇静安神,牡蛎长于软坚散结。观孙光荣教授药方,龙骨、牡蛎相须为用,是取其调和阴阳、潜阴入阳而使阴阳调和之意。故当脾胃病病情发展过程中出现阴阳失调、阴阳两虚的病理变化时,同样可加用龙骨、牡蛎。笔者曾接诊过一位42岁中年女性,以胃脘部嘈杂、烧心为主症,兼见口干口苦,身软乏力、手足凉,易思虑,心悸胆怯,舌淡暗胖,脉沉细。予以半夏泻心汤基础方加上煅龙骨、煅牡蛎。服药7剂后,患者自觉胃脘部嘈杂、烧心较前明显缓解。

三、常遣角药

孙光荣教授的另一方药贡献——"角药",是介于中药与方剂之间,或起辅助作用,或独立成方,三足鼎立,互为犄角,结构严谨,功能稳定,其在配伍应用中颇多巧妙。它以中医基本理论为基础,以辨证论治为前提,以中药气味、性能、归经、七情为配伍原则,三味中药联合使用、系统配伍、配成一组。孙光荣教授常用的角药如:人参、黄芪、丹参,茵陈、栀子、大黄,甘草、小麦、大枣,猪苓、茯苓、泽泻,柴胡、黄芩、半夏,杏仁、白蔻仁、薏苡仁,白芥子、紫苏子、莱菔子,玄参、麦冬、生地黄,人参、麦冬、五味子,附子、干姜、炙甘草,黄连、半夏、瓜蒌,茯神、炒酸枣仁、制远志,杜仲、枸杞子、山茱萸,防风、黄芪、白术,菊花、白芷、川芎,大黄、黄芩、黄连,大黄、附子、细辛。

"三联药组"注重药物功效的相须、相使、相畏、相杀及药物的四气五味、升降浮沉。三药相互协作、制约,形成一个特定的功能单元。临证处方时,可参照古方的组方思路,按君臣佐使的架构来组方,并根据具体的病情,化裁应用。

最常用的角药是人参、黄芪、丹参。人参大补元气,补益脾肺,生津止渴,宁神益智。黄芪有益气固表、敛汗固脱、托疮生肌、利水消肿之功效。丹参活血调经,祛瘀止痛,凉血消痈,清心除烦,养血安神。三药合用,气血共调,共奏补气健脾、养血活血之功。彰显其调气血、平升降、衡出入、达中和的基本思想。

笔者在临床中亦尝试使用常见角药,如甘草、浮小麦、大枣三药组成的角药,方中甘草甘缓和中,养心以缓急迫,浮小麦养心宁神,大枣补益脾气,缓肝急并治心虚。三味甘药配伍,具有甘缓滋补,柔肝缓急,宁心安神之效。在临床中,胃脘部不适的患者,常伴有失眠、多梦等症状,《素问·逆调论篇》云"胃不和则卧不安",胃腑失和,心神受扰,故在治疗中安神与理胃并举,加用甘草、浮小麦、大枣这一角药调和,往往能收到奇效。

四、"中和"思想临床应用举例

李东垣在《脾胃论》中指出:"元气之充足,皆由脾胃之气无所伤,而后能滋养元气;若胃气之本弱,饮食自倍,则脾胃之气既伤,而元气亦不能充,而诸病之所由生也。"其主张人以脾胃中元气为本,而脾胃损伤是百病产生的根源。孙光荣教授认为,胃主受纳、腐熟水谷,其受纳是腐熟功能的基础。胃以降为顺,以通为用,胃失和降则胃气上逆,受纳腐熟功能发生障碍,出现纳呆脘闷、胃脘胀满或疼痛、大便秘结等胃失和降之症,或恶心、呕吐、呃逆、嗳气等胃气上逆之候。胃居中焦,是气体升降之枢纽,胃失和降不仅直接导致中焦不和,还影响六腑的通降。

针对胃的生理特性,孙光荣教授提出调理脾胃的两个方:孙光荣益气温中汤与孙光荣建中和胃汤。

1. 孙光荣益气温中汤

该方为《伤寒论》之"小建中汤"加减化裁方。方药组成：生晒参 10g、生黄芪 15g、丹参 7g、干姜 10g、肉桂 5g、炙甘草 12g、炒白术 10g、炒六曲 15g、谷麦芽各 15g、大枣 10g。诸药共奏益气温中、健脾开胃之功效。此方主治身形高瘦、面色萎黄或苍白、四肢倦怠、手足不温、胃中有振水声、畏寒肢冷、流涎、白带多、喜呕、不思饮食、大便稀溏等症。

2. 孙光荣建中和胃汤

方药组成：太子参 15g、生黄芪 15g、丹参 10g、桂枝 6g、白芍 12g、广橘络 6g、炒白术 10g、大枣 10g、生姜 10g、鲜饴糖 20g、生甘草 5g。此方乃《伤寒论》之"理中丸"加减化裁方。以"益气和胃"立法。诸药共奏益气补中、健脾和胃之功。此方用于治疗纳呆腹胀、脘腹痛而喜温喜按、口淡不渴、四肢不温、大便稀溏，或四肢浮肿、畏寒喜暖、小便清长或不利等脾胃虚寒的疾病。

综上，孙光荣教授的"中和"思想贯穿于中医理、法、方、药的始终，融合在中医生理、病理、治疗、养生之中。以"中和"之不变应万变，围绕"不和"诊察辨证，采用调气血、平升降、衡出入的治疗方法。该"中和"思想精妙绝伦，值得吾辈潜心研究。

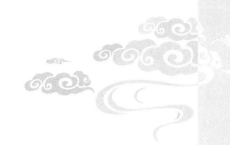

第二章　跟师医案

第一节　陈绍宏教授验案实录

案1. 中风-脑出血-中风醒脑液

王某,女,52岁,2013年12月26日初诊。

主诉:"脑出血"后左侧肢体活动不利两个月余。

现病史:患者于2013年10月15日出现"脑出血",当时无昏迷,出血部位为右侧颞叶,头颅CT提示有7个CT层面均可见出血灶。于当地医院手术引流脑中积血。11月9日于某康复中心行康复治疗。12月10日开始行走,现第二次康复,尚未出院。该康复中心医师建议配合中医中药治疗。

既往史:高血压病史5年,平素血压控制不良,口服左旋氨氯地平及缬沙坦降压,余无特殊。

刻下:现左侧肢体活动不利,左手抬举困难,偏瘫蹒跚步态,言语謇涩,表达尚清楚,音量变小,偏瘫侧肢体酸软,局部揉按后可缓解,纳可,大便不干不稀。下肢B超示下肢静脉血栓,血栓性静脉炎。

中医诊断:中风。

证候诊断:元气亏虚,痰瘀互结、痰热生风。

西医诊断:脑出血后遗症。

治法:复元醒脑,逐瘀化痰,泄热息风。

方药:中风醒脑口服液。

已制成成药,组方及剂量不明,主药为红参、三七、大黄、天南星等。

煎服法:25ml,每日3~4次,连续服用3个月。降压药物继续口服,余营养神经类药物嘱其停用。

33

二诊:左侧肢体活动不利较前缓解,左手可平举,能缓慢行走,言语表达尚清楚,纳可。嘱继续服用3个月。

【按】

李东垣《医学发明·中风有三》云:"故中风者,非外来风邪,乃本气自病也。凡人年逾四旬,多有此疾。壮岁之际,无有也。若肥甚,则兼有之,亦形盛气衰如此。治法和脏腑,通经络,便是治风。"《医经溯洄集·中风辨》亦云:"凡人年逾四旬,气衰之际,或因忧喜忿怒,伤其气者,多有此疾。"因此,中风人群中有一个共同的生理基础,那就是元气亏虚。在元气亏虚的基础上,因体质的差异,加之饮食、情志的诱发,导致水不涵木,肝阳偏亢,迫血妄行,或脾失先天所养,脾不统血,血溢脉外,而发中风。离经之血便是瘀,血溢脉外之后,瘀血阻滞脑络。血瘀则气滞,气滞则津停为痰,痰瘀互结,则瘀而化火,火极则生风。因此,中风者元气亏虚为本,痰、瘀、风、火为标,其中痰、瘀为中间病理产物,风、火为最终致病因素。

陈绍宏教授归纳中风的基本病机为元气亏虚、痰瘀互结、痰热生风,故治疗上不宜单纯活血化瘀,而要多法并举。其以复元醒脑、逐瘀化痰、泄热息风为治疗大法,经过长期临床实践研发了"中风醒脑液"针对中风患者进行救治。

中风醒脑口服液主要由红参、三七、生大黄等组成,方中重用红参为君药,大补元气,以针对中风元气亏虚的病机本质。且补气以行血,红参可加强方中三七等活血化瘀之功,以清除离经之血。三七活血化瘀,且尚能止血,可防活血而致出血之虞。配以少量生大黄,既可活血止血,又能通腑以泄热息风,且可制约红参温燥之性;配以天南星兼顾化痰燥湿,祛风止痉。诸药合用,达到复元醒脑、逐瘀化痰、泄热息风之效。

值得一提的是,中风醒脑口服液不仅仅用于急性脑出血、急性脑梗死等中风患者,临床上尚用于中风恢复期、后循环缺血眩晕症、不孕症(气虚血瘀证)、非ST段抬高型急性心肌梗死、急性脑出血致脑心综合征等多种疾病,均取得良好的疗效。

案2. 狐惑病 - 白塞综合征 - 参苓白术散合透脓散、楂曲平胃散

马某,男,46岁,2013年12月4日初诊。

主诉:口腔溃疡,并全身皮肤黏膜多形红斑及疱疹2年。

现病史:患者口腔溃疡,并全身皮肤黏膜多形红斑及疱疹,已于某医院及省外知名医院确诊为"白塞综合征",院外口服秋水仙碱和环孢素。此次就诊再次出现头部、右侧小腿外侧、臀部多发疱疹及多形红斑,部分有少量脓疱及血痂,初起有瘙痒感,后无疼痛,消退后余留皮肤色素沉着。睡眠好时疱疹及红斑即可消退,睡眠差时则反之。输液后有"针刺反应"[对微小创伤(针刺)后的炎症反应]。

既往史:有多年"慢性乙型病毒性肝炎"病史,省立医院行腹部B超提示肝实质弥漫性损害。口服"替诺福韦"抗病毒治疗两年。近期复查肝功能未见明显异常。

刻下:口腔溃疡,色暗红,头部、右侧小腿外侧、臀部多发疱疹及多形红斑,部分有少量脓疱及血痂,纳差,腹胀,大便不爽,舌质淡紫,苔薄白腻,脉细。

中医诊断:狐惑病。

证候诊断:脾虚夹浊。

西医诊断:①白塞综合征;②慢性乙型病毒性肝炎。

治法:健脾化浊。

方药:参苓白术散合透脓散、楂曲平胃散。

生晒参 30g	茯苓 30g	炒白术 30g	炒白扁豆 30g
陈皮 15g	山药 30g	蜜甘草 15g	莲子 30g
砂仁[后下] 15g	薏苡仁 30g	生山楂 20g	建曲 20g
炒苍术 30g	姜厚朴 15g	陈皮 15g	黄芪 30g
川芎 15g	当归 15g	皂角刺 15g	

煎服法:水煎取汁 500ml,分次服。

二诊:患者诉服药14剂后口腔溃疡、便溏有所改善。舌质淡,苔白,脉弦。再原方继服14剂。

【按】

白塞综合征属于一种自身免疫性疾病。其发病原因尚未明确,西医目前尚无较好的治疗方案,且西药副作用较大,患者不宜长期坚持服药。本病相当于中医学的"狐惑病"。狐惑病最早记载于《金匮要略·百合狐惑阴阳毒病证治第三》："狐惑之为病,状如伤寒,默默欲眠,目不得闭,卧起不安。蚀于喉为惑,蚀于阴为狐。"又谓:"初得之三四日,目赤如鸠眼;七八日,目四眦黑。"文中"蚀于喉""目赤如鸠眼""蚀于阴"为白塞综合征"口 - 眼 - 生殖器"三联征的明确体现。

《诸病源候论》云:"夫狐惑二病者,是喉、阴之为病也……此皆由湿毒气所为也。"脾升胃降失调为内生湿邪的重要病机。若脾胃虚弱,升降失调,津液不能随气机升降输转而布散,凝滞不流则化为湿浊。浊邪阻滞脾气升清,口唇失养,毒邪侵袭,则口易生溃疡。浊邪存于人体血脉之中,可随血脉运行通达全身各处,故临床表现多样,可见头部、右侧小腿外侧、臀部多发疱疹及多形红斑。脾失健运,则腹胀、纳差;脾胃虚弱,浊阴不降,则大便不爽。故治以参苓白术散合透脓散、楂曲平胃散以健脾化浊。

方中:生晒参、炒白术、茯苓益气健脾、渗湿化浊;山药、莲子助君药以健脾益气,兼能止泻;并用炒白扁豆、薏苡仁助白术、茯苓以健脾渗湿;砂仁醒脾和胃,行气化滞;黄芪益气升阳,姜厚朴下气宽中;当归、川芎养血活血;皂角刺软坚透脓;生山楂、建曲健脾消食导滞。全方健脾化浊,升降有序,则病邪自愈。

案 3. 血证 - 十二指肠球部溃疡并出血 - 人参甘草汤

蔡某,男,21 岁,2013 年 5 月 11 日初诊。

主诉:胃痛 1 周,便血 2 天,呕血伴头晕、心慌 1 天。

现病史:患者 1 周前无明显诱因出现胃痛,以剑突下隐痛为主,饥饿及夜间疼痛明显,进食后可缓解,疼痛不剧烈,故未予以重视及诊治。2 天前出现解黑粪,质软尚成形,日排便 1~3 次不等,1 天前突发呕吐咖啡色液体一次,量约 300ml,夹有少许胃内容物及血凝块,伴头晕、心慌,无晕厥、黑矇、大汗淋漓等,遂来就诊。

刻下:呕血,便血,胃脘部疼痛喜按,头晕,心慌不适,来诊路上再次呕吐少许暗红色血液 1 次,量约 50ml,纳差,神疲乏力,舌淡苔薄白,脉虚无力。生命体征:P 100 次 /min,BP 75/45mmHg,SPO$_2$% 98%。血常规:RBC 2.76 × 10^{12}/L,Hb 76g/L。急诊胃镜:十二指肠球部溃疡并出血(Forrest Ⅱa)。

中医诊断:血证。

证候诊断:脾不统血。

西医诊断:①十二指肠球部溃疡并出血(Forrest Ⅱa);②失血性贫血(中度);③失血性休克。

治法:健脾益气摄血。

方药:甘草人参汤。

人参30g　　　甘草60g

煎服法:2剂,急煎,水煎取汁600ml,每次100ml,每4~6小时服用一次。内科常规禁食、补液、抑酸护胃。

二诊:患者未再继续呕血,胃痛消失,头晕、心慌较前缓解,大便未解,舌质淡红苔薄白,脉沉细。生命体征:P 78次/min,BP 95/46mmHg,SPO$_2$%99%。续用2剂后转为八珍汤合乌贝散加白及。

【按】

上消化道出血属于中医学"血证"范畴。止血为治疗第一要法,止得一分血,则保得一分命。人之生命,全赖乎气,血脱而气不脱者,虽危但仍有一线生机。《难经》指出:"脾主裹血,温五脏,主藏意。"明代武之望的《济阴纲目》中明确记载"血生于脾,故云脾统血",提出了脾主统血的观点。脾主统血,指脾有统摄、控制血液在脉中正常运行不溢出脉外的功能。血的生成及其运动有赖于气的运动变化,血的运行依赖气的推动,同时血液在脉内运行,依靠气的固摄。如果脾不摄血,血无所主,则气脱陷而妄行。正如《景岳全书》所说的:"盖脾统血,脾气虚则不能收摄;脾化血,脾气虚则不能运化,是皆血无所主,因而脱陷妄行。"《血证论》亦提到"治血者,必治脾为主""至于治气,亦宜以脾为主",虽"有形之血不能速生,无形之气所当急固",气为无形之质,易补易固,故当投峻补元气之人参以速培元气。只要元气尚存,生命就不至于丧失,且气能摄血,补气适能止血,气能生血,补气亦可补血。故临床上血证患者大失血后元气将脱,此时固摄元气最为重要,此为健脾益气摄血法在血证中的要义所在。

甘草人参汤正是在健脾益气摄血治法基础上提出的临床有效经验方。方中仅有两味药物组成,即人参和甘草。明代龚廷贤《药性歌括四百味》中提到:"人参味甘、大补元气",明代缪希雍与倪朱谟则对人参的作用从真气角度进行阐释,谓:"人参能回阳气于垂绝,却虚邪于俄顷,其主治也,则补五脏,盖脏虽有五,以言乎生气之流通则一也,益真气,则五脏皆补矣。"

现代医学研究指出,人参具有纠正贫血、止血、促进代谢、促进胃及十二指肠黏膜细胞修复溃疡等作用。甘草,味甘,性温,功效补中益气、润肺祛痰、缓急解毒、调和诸药。现代药理学研究发现,甘草中的甘草黄酮、甘胃酮能明显抑制胃酸分泌,从而减少胃液分泌,阻止胃蛋白酶激活,抑制胃蛋白酶活性,直接作用于溃疡部上皮细胞,延长上皮细胞寿命,促进组织再生和溃疡愈合,缓解平滑肌痉挛,减慢胃肠蠕动,减少胃液分泌,促进促肾上腺皮质激素分泌,从而促进止血。甘草次酸与盐皮质激素受体结合,可引起假性醛固酮增多症,影响水、电解质代谢,促进水钠潴留,引起血压升高。方中虽只有两味药,但配方合理,大补元气、健脾益气摄血,从而达到止血的目的。

案 4. 咳嗽 - 肺心病 - 三拗汤、瓜蒌薤白半夏汤、桔梗汤合苓桂术甘汤

李某,男,56 岁,2012 年 7 月 15 日初诊。

主诉:反复咳嗽 10 年余,心累、气促 2 年,双下肢水肿 1 个月,复发 1 周。

现病史:患者 10 余年来每因天气变化,受凉后反复出现咳嗽,伴咯痰,多为泡沫液黏痰,院外行胸部 CT 检查提示"慢性支气管炎",予以化痰止咳等对症治疗后症状可缓解。2 年前在上述基础上出现心累、气促,考虑"肺心病?",1 个月前反复出现双下肢轻 - 中度凹陷性水肿。发病以来院外多次住院,经抗感染、宣肺平喘、化痰止咳、利水消肿等治疗后症状稍缓解,1 周前因天气变化,受凉后复发。

刻下:咳嗽、咯痰,为白色黏痰或泡沫样痰,不易咯出,自诉有"凉感"。伴心累,气促,口唇发绀,动则喘甚,不能平卧。查体:桶状胸,双肺闻及中等细湿啰音,心音低钝,剑突下心音强,P2 增强,双下肢中度凹陷性水肿,小便短少,畏寒肢冷,舌淡胖边有齿痕,苔白偏腻,脉沉细。

中医诊断:肺胀。

证候诊断:痰浊壅盛,肺气闭郁,阳虚水泛。

西医诊断:①慢性肺源性心脏病急性发作期;②慢性阻塞性肺疾病;③右心功能衰竭。

治法:宣肺平喘,化痰止咳,温阳化气行水。

方药:三拗汤、瓜蒌薤白半夏汤、桔梗汤合苓桂术甘汤。

| 麻黄 15g | 杏仁 12g | 全瓜蒌 30g | 薤白 15g |

法半夏 15g　　　桔梗 30g　　　　甘草 10g　　　　茯苓 30g

　　桂枝 15g　　　　炒白术 30g　　　泽泻 30g

　　煎服法：14 剂，水煎取汁 500ml，分三次服用，日 1 剂。

　　二诊：患者心累，气促明显改善，双下肢水肿消失，仍有咳嗽、咯痰，胸闷，纳差，舌淡胖边有齿痕、白苔较前消退，脉沉细。调整方为三拗汤合小青龙汤，14 剂。

　　三诊：患者咳嗽、咯痰明显缓解。

【按】

　　肺心病多由慢性肺系疾病反复发作、迁延不愈而致，急性发作期往往由于感受外邪而使平素慢性症状加重，甚至恶化。外邪首伤肺卫，"肺为贮痰之器"，外邪与夙痰互结，导致痰浊蕴肺，阻塞肺道，而使肺气闭郁。肺气闭郁，宣发无能，则痰液咯出不利；肺肃降无权，肺气上逆而为喘；肺为水之上源，主通调水道，肺气闭郁，通调水道失职，则颜面、下肢浮肿。故痰浊壅盛、肺气闭郁为主要病机。

　　其病理关键在"痰""气"。"痰"即痰浊蕴肺，表现为咳嗽、咯痰。"气"有气闭、气逆和气虚之分：气闭即肺气为痰浊所闭不得宣，表现为闷；气逆为痰浊阻隔，肺气不得降，表现为喘；气虚为久病咳喘，肺脾气虚，正气亏损则易为外邪所侵而反复罹病。病变主要在肺，日久累及脾、肾、心，心气亏虚，阳虚水泛；经历肺——脾——肾——心的传变，气亏阳虚，脏腑日衰，终致心力衰竭。因此，治疗上重在治肺，痰浊已除，肺气宣降正常，通调水道、朝会百脉之职复原，则所生之变证随之迎刃而解。以"宣肺平喘、温阳利水"之法治疗本病，选方"三拗汤、瓜蒌薤白半夏汤、桔梗汤合苓桂术甘汤"。三拗汤为治疗本病的基础方，用麻黄、杏仁，一升一降，以宣畅肺气，加瓜蒌薤白半夏汤以理气化痰，桔梗汤驱痰外出，痰消气顺，则肺宣降功能正常。痰浊得清，则肺道通畅，邪去而咳喘自平。三方合用，宣中有降，散中有收，温中有泻，温而不燥，共奏宣肺平喘、化痰止咳之功。合并心衰阳虚水泛之证，在基本方上合苓桂术甘汤加泽泻，以温阳化气行水。在上宣肺而通调水道，在下则温阳利水，使膀胱气化得行而小便出焉。

案5. 缠腰丹 - 带状疱疹 - 龙胆泻肝汤

元某,女性,74岁,2014年11月4日就诊。

主诉:右侧胸胁部皮肤灼热疼痛伴疱疹1周。

现病史:1周前患者出现右侧胸胁部皮肤自觉灼热感,触之有明显痛觉,3天后疼痛部位出现粟粒至黄豆大小的丘疹,簇状分布而不融合,呈带状分布,继之迅速变为水疱,疱壁紧张发亮,伴有明显的疼痛感,而且部分疱疹已溃破溢出淡黄色液体。门诊查血常规示 WBC 10.5×10^9/L,NE% 76.5%。

既往史:糖尿病病史10年,长期口服"格列本脲、二甲双胍"治疗,血糖控制情况不详。

刻下:右侧胸胁部皮肤可见明显的疱疹,聚集成簇,呈带状分布,伴有红肿和严重的灼热样疼痛,部分疱疹溃破溢出淡黄色液体,口干口苦,大便干燥,小便短黄,舌红苔黄,脉弦数。

中医诊断:缠腰丹。

证候诊断:热毒壅盛,瘀滞肝胆。

西医诊断:带状疱疹。

治法:清泻肝胆,清热解毒,透邪外出。

方药:龙胆泻肝汤。

龙胆草15g	焦栀子30g	黄芩15g	柴胡15g
车前草30g	泽泻30g	白木通15g	生地黄30g
当归15g	赤芍15g		

煎服法:7剂,水煎取汁500ml,分三次服用,日1剂。

服2剂痛减,5剂后疱疹开始结痂,仍以原方加丹参15g、当归10g、乳香3g、没药3g,再服7剂,症消。

【按】

带状疱疹是由水痘、带状疱疹病毒引起的急性皮肤炎症,该病毒平时潜伏于神经细胞中,在人体免疫力下降时可致带状疱疹。西医治疗主要为抗病毒、营养神经、止痛等。本病属中医学"蛇串疮""缠腰火丹"范畴,多因肝郁化火,脾经湿热内蕴,外溢皮肤,兼感毒邪,以致湿热火毒蕴积肌肤而成。其常呈急性发作,治疗上多采用清热解毒、行气止痛之法。

陈绍宏教授认为该病主要责之肝胆湿热浸淫,故以龙胆泻肝汤直折病势,切入要点,迅速见效。

龙胆泻肝汤见于《医方集解》,方中:龙胆草泻肝胆实火而除湿热;黄芩、焦栀子协助龙胆草清泻肝火;白木通、泽泻、车前草清热利湿,引火从水道排出;肝藏血,肝有热则易伤阴液,故用生地黄、当归滋阴养血,以使治疗标本兼顾;柴胡引诸药入肝胆,甘草调和诸药。各药合用,泻中有补,清中有养,既能泻肝火、清湿热,又能养阴血。肝火泻,湿热清,则诸症自解。

案6. 虚劳 - 慢性再生障碍性贫血 - 龟鹿二仙胶

李某,女性,62岁,2013年4月初诊。

主诉:头晕、心悸、疲倦乏力3年。

现病史:患者3年余前无明显诱因出现头晕、心悸,感疲倦乏力,活动后明显,纳差,睡眠一般,院外行骨髓穿刺等检查,已确诊为"慢性再生障碍性贫血",一直服用激素及免疫抑制药,服药后血细胞三系有所上升,但头晕、心悸等症状改善不明显。1个月前院外查血常规:WBC 2.7×10^9/L,RBC 1.78×10^{12}/L,Hb 62g/L,PLT 26×10^9/L。查骨髓象:有核细胞增生重度减低,粒系细胞少见,全片难见幼红细胞,未见巨核细胞,散在血小板少见,可见较多骨髓小粒。遂想从中医中药入手调理。

刻下:面色苍白,头晕心悸,神疲乏力,形寒肢冷,纳差,舌质淡红,苔薄白,脉细数。

中医诊断:虚劳。

证候诊断:肾精虚损,气血两亏。

西医诊断:慢性再生障碍性贫血。

治法:填精补髓,益气生血。

方药:龟鹿二仙胶。

　　　龟甲胶250g　　鹿角胶250g　　枸杞子250g　　红参250g

煎服法:1剂,先将红参煮软,切碎,加入枸杞子同煎,文火煮至烂泥状,再加入烊化之龟、鹿二胶,搅拌至糊状,然后冷储于冰箱内备用。每日3次,每次2勺(约15g),连服3个月。

二诊:服后面色渐红润,神疲乏力明显减轻,四肢转温,复查血常规:WBC 2.1×10^9/L,RBC 2.45×10^{12}/L,Hb 75g/L,PLT 41×10^9/L。再服药3

个月。

三诊：不适感均除，复查血常规：WBC 4.0×10^9/L，RBC 3.4×10^{12}/L，Hb 98g/L，PLT 61×10^9/L。复查骨髓象好转，造血细胞呈明显增加趋势。嘱继续服药，巩固疗效。

【按】

再生障碍性贫血是因骨髓造血干细胞及造血微环境损伤，致使红骨髓被脂肪替代，造血功能部分或全部衰竭的一组综合征。西医常采用脾切除术或雄激素、肾上腺皮质激素、免疫抑制药等药物治疗，由于手术局限和药物毒副作用等原因，而致疗效不佳，迁延不愈。中医学认为，慢性再生障碍性贫血系造血之源肾中精气枯竭，属"虚劳""虚损"范畴。《景岳全书·虚损》曰："凡虚损之由……无非酒色劳倦，七情饮食所致，故或先伤其气，气伤必及于精；或先伤其精，精伤必及于气。"故慢性再生障碍性贫血以精气内夺为病理基础，病机以虚损为本。肾为先天之根，为元阴元阳所系；脾为后天之本，气血生化之源。故治疗应从补肾入手，精血同治。中医学认为，"肾主骨、生髓、藏精""夫精者，生之本也"（《素问·金匮真言论篇》）。精气盛则血旺，精气亏则血少，因此，补肾填精、益气养血是治疗慢性再生障碍性贫血的根本大法。《难经·十四难》提出"损其肾者，益其精"之旨，遣方用药上又根据《素问·阴阳应象大论篇》中所论"形不足者，温之以气；精不足者，补之以味"，选用龟鹿二仙胶滋阴补阳。

本方鹿角胶、龟甲胶为君药，均归肝、肾二经。龟甲胶味咸、甘、性平，能滋阴潜阳、补血；鹿角胶味咸，性微温，能补肾阳、生精血。二物味厚，乃血肉有情之品，此即"不足者，补之以味"也。人参味甘、微苦，性平，归脾、肺、心经，大补元气而生津，振衰起废，善于固气；枸杞子味甘，性平，归肝、肾经，滋补肝肾，益精生血，善于滋阴。四药合用，性味平和，入五脏而以肝、肾为主，又善通奇经之任、督，具有填精补髓、益气养血之功效。陈绍宏教授在本方剂量上改四药为等量，加大人参、枸杞子用量，阴阳并补，且补阴而无凝滞之弊，补阳而无燥热之害，故能奏效。注意，此方需较长时间服用方有效。

案 7. 乳癖 - 乳腺增生 - 参苓白术散合黄芪桂枝五物汤

李某,女,47 岁,2015 年 11 月 21 日初诊。

主诉:双侧乳房胀痛 2 年余。

现病史:2 年余前患者出现双侧乳房胀痛,经前疼痛明显,月经量少,一般提前 3~5 天,白带多。偶有进食较多不消化史,表现为大便较稀,甚至排便次数增加、腹胀、嗳气等不适,睡眠差,小便不黄。院外乳腺 B 超提示"乳腺增生",曾予以口服"乳核散结片、乳块消、逍遥丸"等中成药,效果不显,故来诊治。

刻下:经前双侧乳房胀痛,睡眠差,四肢乏力,大便偏稀,日 1~2 次不等,偶有腹胀,便后腹胀稍缓,睡眠差,唇色暗淡,舌淡苔白滑、腻。

中医诊断:乳癖。

证候诊断:脾虚痰凝,血脉痹阻。

西医诊断:双侧乳腺增生。

治法:健脾益气,和血通痹。

方药:参苓白术散合黄芪桂枝五物汤。

生晒参 30g	茯苓 30g	炒白术 30g	炒白扁豆 30g
陈皮 15g	山药 30g	蜜甘草 15g	莲子 30g
砂仁 15g	薏苡仁 30g	炙黄芪 30g	桂枝 30g
赤芍 30g	大枣 30g	芡实 30g	浮小麦 30g
炒酸枣仁 30g			

煎服法:7 剂,水煎取汁 500ml,分三次服用,日 1 剂。

二诊:乳房偶有胀痛,纳食较前略增,仍有进食后腹胀不适感,睡眠改善,日排便一次居多,成形软便,舌质淡紫苔白腻。上方减酸枣仁,加山楂、建曲、厚朴、生姜。

生晒参 30g	茯苓 30g	炒白术 30g	炒白扁豆 30g
陈皮 15g	山药 30g	蜜甘草 15g	莲子 30g
砂仁^{后下} 15g	薏苡仁 30g	炙黄芪 30g	桂枝 30g
赤芍 30g	大枣 30g	芡实 30g	浮小麦 30g
生山楂 30g	建曲 15g	厚朴 15g	生姜 15g

煎服法:14 剂,水煎取汁 500ml,分三次服用,日 1 剂。

三诊:乳房胀痛明显缓解,纳食增,有饥饿感,进食后腹胀减轻,大便已较前成形,舌质淡紫苔白。上方减厚朴,续服14剂后诸症消。

【按】

《素问·太阴阳明论篇》载:"脾者土也,治中央,常以四时长四脏"。脾胃功能在调理全身各脏腑功能上有重要意义。脾胃功能失常可导致机体各脏腑器官功能发生障碍。《素问·经脉别论篇》指出"中焦受气取汁,变化而赤",提示脾胃乃气血生化之源,气血运行不畅则有形之邪可停滞结聚于乳络,而发病为乳癖。《素问·至真要大论篇》言"诸湿肿满,皆属于脾",提示脾胃有运化水湿的功能。乳癖又称"乳中结核",由乳中痰核凝聚而成;《素问·阴阳应象大论篇》言"谷气通于脾",提示脾胃有运化水谷精微的功能,脾胃虚弱,津液不行,则痰湿之气内生。"脾气以升为健""胃气以降为和",脾胃之气一升一降,脾胃同居中焦,为气机升降之枢纽,调解全身气机升降出入;气行则血行,有形之邪随气血流通而消散;《难经·四十二难》说"脾裹血,温五脏",则是对脾统血功能的概述。

脾在志为思,在液为涎,在体合肌肉、主四肢,在窍为口,其华在唇,故上述部位均可反映脾胃功能的健全与否。脾胃虚弱所致的乳腺增生病患者,除有乳房疼痛及肿块的表现外,还可出现四肢乏力、大便稀溏、腹胀、舌淡苔白滑腻等脾虚湿阻表现。气虚血脉痹阻,则唇色暗淡。故选择参苓白术散益气健脾而达到理气化湿消痰之功,而非常规之"乳核散结片、乳块消、逍遥丸"等疏肝通络散结之品,故临床上亦可以治疗乳腺增生。黄芪桂枝五物汤组成为黄芪、桂枝、芍药、生姜、大枣,主治血痹,具有益气温经、和血通痹之效,合参苓白术散,起事半功倍之效。因胃不和则卧不安,加甘草、浮小麦、大枣具有养心安神、和中缓急之功,故能显效。

案8. 胸痹 - 冠状动脉粥样硬化性心脏病 - 益气活血散

艾某,女,66岁,2016年1月23日初诊。

主诉:反复胸闷、心累10年余,加重半年。

现病史:10余年来反复出现胸闷、心累、气紧,院外诊断"冠状动脉粥样硬化性心脏病",长期口服"速效救心丸、阿托伐他汀、单硝酸异山梨酯片"等药物,间断口服"阿司匹林"。半年来上述症状加重,平时一般活动即感心前区憋闷,频发心前区疼痛,舌下含服"硝酸甘油或速效救心丸"可缓解,院外行冠状动脉 CTA 提示"右侧冠状动脉第一弯处狭窄 75%,左前降支狭窄 65%"。因费用问题,暂未行冠状动脉支架植入术,遂前来就诊,寻求中医方法解决。

刻下:胸闷、心累、气紧,动则加剧,伴耳鸣、梦多,唇色暗,舌紫暗苔白滑、腻,脉细涩。

中医诊断:胸痹,心痛。

证候诊断:气虚血瘀,血脉不通。

西医诊断:①冠状动脉粥样硬化性心脏病;②心功能不全(Ⅱ级)。

治法:益气活血通络。

方药:益气活血散。

   生晒参 500g 三七 250g   川芎 250g   丹参 250g

煎服法:1 剂,上四药,打成粉,每次 10g,温水冲服。

二诊:服药 4 个月余,患者诉心累好转,行动及快走后背心有点闷痛。继续口服益气活血散。

三诊:已治疗近 1 年,胸闷较前好转,睡眠可。

【按】

陈绍宏教授认为,冠状动脉粥样硬化性心脏病的病位在血脉。《医林改错·论抽风不是风》云:"元气既虚,必不能达于脉管,血管无气,必停留而瘀",本病因元气亏虚,气虚血瘀,瘀血阻络,血脉不通而发病,治应益气活血,故以益气活血为大法,拟定益气活血散。

方中以生晒参、三七、川芎、丹参四味药组成,剂量按照 2∶1∶1∶1 的比例进行配制。全方虽仅有四味药,却符合病机证候。方中:以生晒参作为君药,其味甘,性微温,可培元固本、大补元气,亦可补益五脏之气,益气生血;三七味微苦,性温,取其活血化瘀、通脉行瘀之用,兼补虚强壮之效,化瘀而不伤正,与生晒参相配伍,二者各自疗效得以提升,又无嚣张之势;川芎味辛,性温,既活血又行气,素有血中气药之称,上行头目、下行血海、中开郁结、旁通络脉,与三七相伍共同畅达血脉之寒、温通脉络;丹参味苦,性微寒,作用平和,可制约以上诸药之温,所谓"一味丹参功同四物",祛瘀又能生新。全方组方严谨又全面。另一方面,选方作为散剂予以冲服,用法新颖,同时也兼顾了患者病程延绵、疗程长,中药依从性差的不足,临床疗效确切,广受患者好评。

案 9. 头痛 - 血管神经性头痛 - 川芎茶调散

薛某,男性,46 岁,2016 年 12 月 14 日初诊。

主诉:反复头痛两年,复发加重 1 个月。

现病史:患者两年来,反复发作头痛,以前额及颠顶疼痛为甚,呈重痛,与天气寒热无关,与情绪无关,头痛多于每日上午 10 点以后,并逐渐加重,一般到下午减轻,曾先后在当地医院就诊,查找头痛原因,行头颅 CT、头颅 MRI 未见异常,诊断为"偏头痛"。服用镇痛药如"芬必得、头痛粉"等,初期有效,后逐渐出现效果不佳,伴头晕,乏力,无恶心呕吐、胸闷心慌等症状。近 1 个月来头痛程度有所加重,遂来就诊。

刻下:头痛头晕,疲倦,双腿酸软无力,思睡,懒言,纳可,二便尚调,睡眠安。舌暗苔薄白,脉细数。

中医诊断:头痛。

证候诊断:阳明受寒,夹风邪上扰清窍。

西医诊断:偏头痛。

治法:祛风散寒,活血通络。

方药:川芎茶调散。

川芎 15g	当归 10g	细辛 3g	防风 10g
辛夷 10g	薄荷 6g	蔓荆子 15g	藁本 10g
天麻 10g	钩藤 10g	知母 6g	白芷 10g
僵蚕 15g	甘草 3g		

煎服法:7 剂,加茶叶一撮,水煎取汁 500ml,分三次服用,日 1 剂。

二诊:服 3 剂,即感头痛减轻,续服 4 剂,头痛症状减轻一半,续方 7 剂。

三诊:患者头痛消失,患者仍有头晕不适,感疲倦,双腿酸软无力,懒言懒动,纳食一般,大便偏稀,睡眠安。舌暗苔薄白,脉沉细。调为理中汤合参苓白术散服药 1 个月竟收全功。

【按】

凡头痛者首先应辨外感还是内伤,结合患者的病史、症状及实验室检查,应考虑为外感。患者职业为工人,常年骑摩托车上下班及露天工作,风

46

第二部分 跟师传承

邪首先侵犯头部。头为诸阳之会,凡五脏精华之血,六腑清阳之气上会于此。汪昂著《医方集解》中说:"以巅顶之上,惟风药可到也。"治疗头痛,从风论治很重要。《素问·太阴阳明论篇》中指出"伤于风者,上先受之",十二经脉中阳经会聚于头,所以风邪侵袭头部,会使头部的气血运行不畅,经络血脉阻塞不通,不通则痛,从而导致头痛的发生。

结合头痛的部位"前额及巅顶疼痛为甚",本病病位当属厥阴、阳明,病程日久则涉及太阴。厥阴肝经在巅顶部位,肝主疏泄,肝的生理特性是升、动、散,寒为阴邪,最易伤阳。风邪致病极为广泛,风邪夹寒侵扰清窍,头窍被扰而发为头痛。受到风寒之邪的侵袭,厥阴、阳明两经受到邪气的侵犯,阴阳失调,厥阴之气夹风寒上逆清窍,阻碍阳明经气的运行,使阴阳之气无法交接,阳不入阴,故出现前额及巅顶头痛。厥阴肝气旺易克脾土,加之寒邪内盛,太阴阳气受损致升清无力,则头晕,思睡,懒言;中阳下陷,则双腿酸软而无力。故本病病性当属虚实夹杂,先以急则治其标为治则,泻其实,可用祛风散寒、活血通络之品治疗,以驱邪外出,所以用川芎茶调散加减。

川芎茶调散出自宋代《太平惠民和剂局方》,原方主治外感风邪头痛,由川芎、荆芥、薄荷、羌活、细辛、白芷、甘草、防风组成,并用清茶调服。方中川芎归经为肝、胆、心包,入厥阴、太阴经,且川芎为"血中气药",最为走窜,辛温升散,能"上行头目",祛风止痛,又能"下调经水,中开郁结",活血化瘀,被认为是治疗头痛的首选药物,也是治疗各经头痛的要药。同时处方注重采用对药配伍,如川芎配当归以温通经络,白芷配细辛以温经散寒,天麻配钩藤以平肝息风,且天麻为治风之神药。藁本长于治厥阴经头痛,白芷、知母长于治阳明经头痛,蔓荆子、辛夷、薄荷轻而上行,善能疏风止痛,升能清利头目。僵蚕通经活络,入络以行药力。细辛辛香走窜,宣泄郁热,上达巅顶,通利九窍,善于祛风散寒,防风辛温发散,气味俱升,以辛散祛风止痛为主,且止痛之力较强,两药合用可加强疏风止痛的作用。服药时用清茶,茶叶苦凉轻清,清上降下,既可清利头目,又能制诸风药之过于温燥与升散,使升中有降,不致升散太过。甘草调和诸药,缓和风药之燥。诸药合用,共同起到疏散风邪、活血通络、止头痛的作用。

风邪已除,则"缓则治其本""四季脾旺不受邪",太阴阳气受损,故三诊以理中汤合参苓白术散收尾。

案 10. 便秘 - 习惯性便秘 - 五苓散合砂半理中汤

周某,男性,62 岁,退休干部,2015 年 11 月 1 日初诊。

主诉:反复便秘 5 年余。

现病史:5 年余前患者大便基本正常,日排便 1 次,质软成形。初次发病前因重感冒住院治疗,使用大量抗生素后出现便秘,但症状不甚严重,仅偶有感觉排便困难,大便略干涩,1~2 日排便 1 次,无腹痛、腹胀等不适,自行口服麻油等民间验方,初试甚灵,但续服则效果日减,久而不仅完全无效,且大便秘结较前明显加重,于是转求中医调治。曾服"大承气汤、麻仁丸、芦荟胶囊、三黄片"等中药或中成药,初起一服即通,而泻下如水,腹痛腹胀,停药即便秘复作,且增恶心、脘痞等症状。渐至对各种治疗都深感失望,于是改服"上清丸",初服半包有效,渐服疗效渐减,不得不追加用量并辅以开塞露助排便,以维持疗效,苦不堪言。

刻下:大便秘结难解,3~4 日一行,每努责至肛裂而不下,大便有时干结如羊粪,每次服 3 包上清丸才能排便,小便清澈量多,饮食尚可,夜卧时有腹胀感。精神萎靡,舌绛暗而胖,苔黄厚腐润,脉沉迟而弦有力。

中医诊断:便秘。

证候诊断:阳虚湿滞,络阻津郁。

西医诊断:习惯性便秘。

治法:温阳化气,通络行津。

方药:五苓散。

| 桂枝 15g | 茯苓 20g | 猪苓 20g | 泽泻 10g |
| 白术 20g | 枳壳 10g | 桃仁 15g | |

煎服法:7 剂,水煎取汁 500ml,分三次服用,日 1 剂。

二诊:服药后大便初段如羊屎,中段如驴粪,较前排出大为轻松。舌之绛红减退,黄滑苔亦消退近半。调方为五苓散合砂半理中汤加减。

桂枝 30g	茯苓 20g	猪苓 20g	泽泻 10g
白术 20g	砂仁 10g	法半夏 15g	红参 5g
干姜 10g	柴胡 5g	小茴香 5g	

煎服法:7 剂,水煎取汁 500ml,分三次服用,日 1 剂。

三诊:舌上黄苔退净,质转红润,大便畅解。续以理中汤合济川煎,两日 1 剂,以固成功,嘱其连服 1 个月余。

【按】

本病发病起因是感冒后大量使用抗生素,虽然西医抗生素无寒性和温性之说,但多数的抗生素皆味苦,在中医的四气五味中,苦味皆有寒凉特性。故考虑过用抗生素苦寒伤中,损伤脏腑阳气,致生寒凝湿郁、气滞血瘀之变。因此,该患者便秘并非火热实证,乃寒证误用寒药,严重伤伐生气,造成气郁津凝。但他医不识,反复使用清热解毒药物,使用时间过长,致阳气更加耗伤;中焦受纳、运化、输布之功全赖脏腑阳气温煦推动,阳气受损则脏腑生机萧索,阳和不布,津凝不化,便秘不行,其理颇似“水冻舟停”,即阳虚便秘。按照教材所讲,理宜“济川煎”,但陈绍宏教授另辟蹊径,使用五苓散。

五苓散本是汉代张仲景治疗外感病过程中,太阳表邪未解,内传太阳之腑,寒湿凝闭,以致膀胱气化不行,而成太阳经腑同病之蓄水证的千古名方。寒凝湿郁便秘之所以选用五苓散,其主导思想主要在于通过温通渗利,先去其已经形成的潴留壅塞浊阴,使肠络畅通,津气流行布散,为续治创造良好的内环境条件,以便更好地实施温补扶其阳之治本方案。初诊辅以枳壳、桃仁,其意也正在于此。待寒散络通,津气流行后,则改投温中益气化饮之剂砂半理中汤,培其已损之脾胃阳气,化其未尽之饮邪浊阴。只有脾胃阳气充盛,才能阴霾散而阳气敷布,坚冰融而气化流行;最后再以理中汤合济川煎脾肾同治,治其根本,才能收到崇根固本的良好效果。

案 11. 内伤发热 - 不明原因发热 - 补中益气汤

米全珍,女,72 岁,2012 年 7 月 17 日初诊。

主诉:反复发热 1 个月。

现病史:患者于 1 个月前受凉后出现发热,体温高达 38.5℃,考虑急性上呼吸道感染,外院予“头孢 + 青翘抗病毒颗粒口服及退烧贴外贴”后高热可退,但反复发作,每于下午六点半左右出现发热,伴纳差、厌油、干咳、畏寒,无汗,肌肉酸痛,恶风寒,门诊查血常规提示 WBC 正常,N% 86%,血培养无异常。胸部 CT 示肺纹理增粗,胸椎退行性改变,扫描层面见脂肪肝及肝囊肿。

既往史:无特殊,否认高血压、冠心病、糖尿病等病史。平素有饮酒史。

刻下:面色少华,神疲懒言,体温 37~38℃,纳差,大便难解,舌质淡红,苔白少津,脉细弱。

中医诊断:内伤发热。

证候诊断:气虚发热。

西医诊断:不明原因发热。

治法:甘温除热。

方药:补中益气汤。

黄芪 30g	炒白术 30g	陈皮 15g	升麻 10g
柴胡 15g	党参 30g	甘草 5g	当归 15g
法半夏 10g	姜厚朴 15g	茯苓 15g	神曲 10g
桂枝 15g	赤芍 15g	大枣 15g	葛根 30g

煎服法:每日 1 剂,煎水温药频服。

二诊:患者诉服药 1 剂后,发现身微微汗出,体温渐降,服完第 2 剂后体温已降至正常。效不更方,续服 5 剂。

三诊:患者无明显发热,睡眠、饮食和二便可,舌质淡、苔薄,脉细弱。停服汤药,予补中益气丸 8 丸,每日 3 次,口服。

【按】

李东垣认为一切疾病都是由元气亏虚导致,亦不外乎内伤发热。脾胃功能正常则元气充足,元气足则体健;脾胃伤则元气衰,元气衰则疾病由生。这里的"热"是李杲提出的"阴火"。《玉机微义·虚损·论虚为劳倦所伤》引东垣曰:"经曰:损其气,气衰则火旺,火旺则乘其脾土,脾主四肢,故因热无气以动,懒于言语,动作喘乏,表热自汗,心烦不安……"唯当以辛甘温之剂补其中而升其阳则愈也,即"甘温除热法"。《玉机微义·虚损·论虚为劳倦所伤》中讲到具体的治法:"治以甘寒泻其火热,以酸味收其散气,以甘温补其中气"。

该患者感冒后肺卫郁闭,加上平素饮酒酿生内湿,湿困中焦,清阳不升反降,阴火上乘其位,气不归元而阳浮于外,故见以上诸症。此发热主因脾胃气衰,中气下陷,虚火内生而,为气虚发热,治法取"甘温除大热"之旨。"甘温除大热"即是用甘味药益气升阳以退气虚之发热。气虚发热多数以低热为多见,但有时也会出现高热,故称"大热"。本症常见于慢性虚损性疾病,即"胃病则气短、精神少而生大热"。其病机是脾胃气虚下陷,元气亏损,营卫失和,热盛于外。故以补中益气汤以补气升阳,同时佐以升阳之品葛根,使脾胃之气升发,元气旺则阴火消。

补中益气汤方中用药以甘温之品为主,具有甘温益气退热之效,故谓本方为"甘温除大热"的代表方剂。其选用黄芪为君药,利用其长于走肌表的特性,补气升阳固表,与人参、白术、甘草等同用,共同达到益气健脾,治疗发热之源的作用。补血方中一般都加入补气药,而补气方中一般不加入补血药。但本方却应用当归,其目的是使浮阳回归之后,使其依附在阴血当中。陈皮的特性是补而不滞,能够理气醒脾,助脾胃之运化。浊阴向下,清阳向上,气虚则阳陷,气旺则阳升,故借助升麻和柴胡升提的特性,可升举下陷之清阳,以助全方阳气之升发。全方能使脾胃之气升发,元气随之充盛,元气充盛,阴火消除,燥热也能随之祛除,达到治疗气虚发热的目的。

案 12. 内伤发热 - 不明原因发热 - 血府逐瘀汤

赵某,男,61 岁,2012 年 8 月 27 日初诊。

主诉:反复发热 3 年。

现病史:反复发热 3 年,低热为主,一般体温在 37.2~37.5℃,背后发热尤甚,夏日每晚须放冰袋于身边才稍感舒服,冬日只能盖薄被,且必用一木棒撑被以留空隙散热,口中时常泛酸,口干,胁痛,屁臭。多方求医,症状无明显好转。

既往史:无特殊,否认高血压、冠心病、糖尿病等病史。有饮酒史。

刻下:发热如上述,体温在 36.9~37.5℃之间,形体消瘦,面色萎黄,口中时常泛酸,胁痛,屁臭,纳可,口干不欲饮,大便不畅,舌暗红有瘀、苔薄腻,脉滑。

中医诊断:内伤发热。

证候诊断:血瘀发热,夹有痰湿。

西医诊断:不明原因发热。

治法:活血化瘀,化痰除湿。

方药:血府逐瘀汤。

黄芪 30g	当归 10g	人参 10g	白术 20g
桃仁 20g	红花 10g	川牛膝 20g	藿香 15g
干姜 10g	厚朴 10g	茯苓 20g	白芥子 10g

51

第二章 跟师医案

桔梗 10g　　　苏叶 10g　　　薄荷^{后下}5g

煎服法：每日 1 剂，水煎取汁分次服。

二诊：10 剂后背后发热减轻，仍见口中泛酸，口干，胁痛，屁臭，舌质暗苔薄黄。上药加温胆汤，再服 14 剂。

柴胡 10g　　　川芎 10g　　　杏仁 10g　　　法半夏 20g

陈皮 10g　　　枳实 10g　　　竹茹 15g　　　桃仁 15g

红花 10g　　　川牛膝 20g　　　藿香 10g　　　厚朴 10g

茯苓 20g　　　桔梗 15g　　　苏叶 15g

三诊：患者未再发热，泛酸、口干、胁痛均明显缓解，舌质淡暗苔薄黄，脉弦细。

【按】

此案亦为内伤发热，但与前之"气虚发热"不同，乃"瘀血发热"。凡各种原因导致的瘀血停积于体内，气血郁遏不通，化热而引起的发热称之为瘀血发热。唐容川《血证论·卷六·发热》说："瘀血发热，瘀血在肌肉，则翕翕发热，证象白虎，口渴心烦，肢体刺痛，瘀血在腑，则血室主之，证见日晡潮热，昼日明了，暮则谵语。"故瘀血发热主要症状为午后或夜晚发热，口干咽燥不多饮，体内常有固定刺痛或肿块，甚则肌肤甲错、面色黧黑或萎黄，舌质紫暗或有瘀斑、瘀点，脉细涩。该患者初诊时舌暗红有瘀，说明瘀血阻滞经络，久而化热；瘀阻中焦，气机不畅，则口中泛酸；瘀阻肝经则胁痛；夹有痰湿则苔腻脉滑。治当活血化瘀、化痰除湿。

血府逐瘀汤加减方中桃仁、红花合用活血化瘀力强，黄芪、当归、牛膝养血活血，桔梗、薄荷、白芥子理气行滞，使气行则血行，藿香、厚朴、苏叶行气化湿、和中降逆，白术、干姜、茯苓健脾化湿。全方活血化瘀，兼以除湿。二诊舌质仍暗，仍有发热，故加川芎活血行气、祛瘀止痛。仍有口中泛酸、口干、胁痛、屁臭，再加温胆汤理气化痰，和胃利胆，法半夏、竹茹和胃止呕，陈皮、枳实理气导滞，故诸症消失，竟收全功。

案 13. 痞满 - 慢性萎缩性胃炎 - 参苓白术散合楂曲平胃散

张某，男，49 岁，2012 年 9 月 21 日初诊。

主诉：胃脘部饱胀不适两年余。

现病史:患者于两年前因饮食不节出现胃脘部饱胀不适,伴纳差,不思饮食,嗳气,矢气或嗳气后可稍缓,进食稍多则加重,故不敢多食,院外行电子胃镜检查提示"慢性萎缩性胃炎伴糜烂",予以口服如"铝碳酸镁咀嚼片、吗丁啉、莫沙必利片"等护胃、促胃肠动力药物后可稍缓。但反复发作,并渐感疲倦,口干。

刻下:胃脘部饱胀不适,纳差,进食稍多则饱胀加重,倦怠乏力,口干,但渴不欲饮,大便三日一次,质软不成形,舌质淡苔薄白,脉沉细。

中医诊断:痞满。

证候诊断:脾虚湿阻。

西医诊断:慢性萎缩性胃炎。

治法:健脾化湿。

方药:参苓白术散合楂曲平胃散。

生晒参 100g	茯苓 60g	炒白术 30g	白扁豆 30g
陈皮 30g	山药 30g	莲子 30g	砂仁^{后下} 30g
薏苡仁 30g	桔梗 30g	芡实 100g	白及 100g
焦山楂 30g	厚朴 30g	建曲 30g	炙甘草 30g

煎服法:7 剂,水煎取汁 500ml,分三次口服。

二诊:患者诉服药后胃脘部饱胀较前缓解,仍感倦怠乏力,但程度减轻,患者不愿熬药。故嘱其将该方打粉,每次 20g,鲜开水冲服,每日 3 次,服药 1 个月余。服药期间嘱清淡易消化饮食,戒烟酒及生冷、辛辣、刺激食物,戒浓茶、饮料等。

三诊:胃脘饱胀不适、痞满、纳差、倦怠乏力、渴不欲饮症状好转,大便每日一次、已成形,在原方基础上去白及、芡实,打粉每次 15g,鲜开水冲服,每日 3 次,续治 3 个月后诸症消失。

【按】

《素问·太阴阳明论篇》云:"脾胃者,土也。"土为万物之母,诸脏腑百骸受气于脾胃而后能强。其足以证明因脾虚失运所致疾病之广。《素问·经脉别论篇》云:"饮入于胃,游溢精气,上输于脾。脾气散精,上输于肺……"《灵枢·决气》说:"中焦受气取汁,变化而赤,是谓血。"脾胃为后天之本,脾病则气血生化无源。脾胃虚弱则不思饮食、口淡无味;脾气亏虚则倦怠乏力、面色萎黄;"浊气在上,则生䐜胀";脾虚湿阻,则渴不欲饮。胃镜下可见胃黏膜呈苍灰色,大片苍白区,色调不均,胃黏膜变薄等,类似中医所说的"痿者萎也"。此为脾胃气虚,胃络失养之象,故治当健运脾胃。

脾胃喜甘而恶苦,喜香而恶秽,喜燥而恶湿,喜利而恶滞,故治用参苓白术散合楂曲平胃散。参苓白术散出自《太平惠民和剂局方》,是在四君子汤的基础上加山药、莲子、白扁豆、薏苡仁、砂仁、桔梗而成;楂曲平胃散由二陈汤加消食药组合而成,补益脾胃,兼以渗湿化浊。方中生晒参、苍术、炒白术、茯苓益气健脾渗湿为君,配伍山药、莲子助君药以健脾益气,兼能止泻;并用白扁豆、薏苡仁、芡实助炒白术、茯苓以健脾渗湿,均为臣药。更用砂仁、薏苡仁醒脾和胃,行气化滞,山楂、建曲助脾化食是为佐药;薏苡仁兼抗癌防癌,针对萎缩性胃炎伴肠上皮化生、异型增生等有独特疗效;白及制酸护膜,消炎生肌,针对萎缩性胃炎伴见糜烂、溃疡或出血者效佳。桔梗宣肺利气,通调水道,又能载药上行,培土生金,厚朴燥湿消痰,下气除满,与桔梗配合,一升一降,恢复脾胃升降功能,为佐药;炙甘草健脾和中,调和诸药,为使药。综观全方,补中气,渗湿浊,行气滞,使脾气健运,湿邪得去,兼制酸护膜,消炎生肌,抗癌防癌,则诸症自除。此方是治疗慢性萎缩性胃炎的常用方剂。

案 14. 胃痛 - 慢性非萎缩性胃炎伴糜烂 - 黄芪建中汤、左金丸合枳术丸

游某,女,44 岁,2014 年 12 月 19 日初诊。

主诉:上腹部隐痛、多食则胀,易饥 5 年余。

现病史:患者于 5 年前因饮食不节出现胃脘部隐痛,呈阵发性,无呕吐、腹泻、黑粪等,于外院两次行电子胃镜检查均提示"慢性非萎缩性胃炎伴糜烂",予以口服"奥美拉唑肠溶胶囊、铝碳酸镁咀嚼片、莫沙必利片"等抑酸、护胃、促胃肠动力药物及中药"参苓白术散、楂曲平胃散、半夏泻心汤"等汤剂,初起服用有效,后症状缓解不明显。1 年前出现易饥,饥饿时疼痛明显,但多食则胃胀,改服"理中丸"等,症状仍无明显缓解。

刻下:胃脘部隐痛,呈持续性,易饥,饥饿时疼痛明显,但多食则胃胀,口淡无味,惧冷食,牙龈出血疼痛,口腔时有溃疡,背冷,大便不畅,质软尚成形;心烦失眠多梦;易怒;小便频,耳鸣,脱发,乏力。舌边尖红苔白腻,脉沉细而无力。

中医诊断:胃痛。

证候诊断:脾胃虚寒,胃腑积热,肝脾不和。

西医诊断:慢性非萎缩性胃炎伴糜烂。

治法:温中健脾,清除积热,兼调肝脾。

方药:黄芪建中汤、左金丸合枳术丸。

生黄芪 60g	人参片 10g	肉桂 20g	大枣 60g
生白芍 15g	生甘草 15g	干姜 15g	细辛 9g
花椒 5g	山药 30g	炒白扁豆 30g	炒吴茱萸 10g
柴胡 30g	生黄柏 20g	麸炒枳壳 30g	生白术 30g
砂仁^{后下} 20g	生麦芽 20g	白附片^{先煎} 30g	酒黄连 10g

煎服法:7剂,水煎取汁 500ml,分三次口服。

二诊:患者服上药后,胃脘疼痛、饱胀缓解,纳食较前为佳,大便已成形,背部冷感大减,仍有少许汗出等脾胃虚寒症状,皆缓,睡眠亦较前为佳,情绪较为稳定,小便次数减少,耳鸣减轻,但牙龈疼痛及口腔溃疡无明显变化,时有心烦,舌边尖略红,苔白腻,脉细不沉。此时虚寒已缓,脾土渐运,但阳明积热仍有遗留,将上方白附片减为 20g,肉桂减为 10g,去花椒、吴茱萸,加连翘、生地黄、牡丹皮各 15g,升麻 7g 以清阳明积热,续服 7 剂。

三诊:患者诸症均缓,牙龈已不再出血,口腔溃疡亦已痊愈,舌淡红,苔薄白,脉较前有力,微有弦象,病证已缓,宜用丸药慢调补之,嘱其服补中益气丸合逍遥丸以竟全功。

【按】

现今社会物质空前丰富,暴饮暴食、恣食生冷之品等不良饮食习惯屡见不鲜,导致人体的脾胃功能受损;又患者常住西南,天气潮湿、阳光不足,湿邪较盛,湿为土气,易阻脾胃,损伤脾阳,阳虚则生内寒,见腹隐痛、惧冷食、背冷等症。脾阳亏虚,脾失健运,饮食内积,而见胃胀、排便异常等症状。食积日久郁而化热,故出现了症状偏于外症之"阳明积热(经证)",如牙痛、牙出血、口腔溃疡、口腔异味等症。"胃主受盛,脾主消化,中气旺则胃降而善纳,脾升而善磨,水谷腐熟,精气滋生,所以无病。"(《四圣心源·中气》)脾胃为后天之本,气血生化之源,气机升降之枢纽。人体五脏六腑非脾胃不养,内伤脾胃,百病由生,调脾胃可以安五脏。脾病则其余四脏亦有可能受到影响:阳明积热上扰心神,出现心烦、失眠多梦之心系症状;土虚木乘,则出现易怒之肝系症状;脾阳亏虚,不能补养先天肾阳,而见小便频、耳鸣、脱发之肾系症状。

故治疗上以脾为主,用黄芪建中汤补脾益气、温阳散寒,加人参、大枣、生麦芽、山药、生白术、炒白扁豆、砂仁、麸炒枳壳,健脾益气,消胀除痞。大枣又可"杀附子、天雄毒"(《药对》),减少白附片的毒副作用。加生白芍合生甘草成芍药甘草汤,柔筋、缓急、止痛,加炒吴茱萸、白附片、细辛、花椒温里散寒。加生黄柏、酒黄连清脾胃郁热,又黄连配肉桂是为交泰丸,可交通心肾,清火安神,以治失眠、多梦之心系病证。以柴胡疏肝解郁,治烦躁易怒之肝系病证,以白附片、肉桂及细辛温补肾阳,以解小便频、耳鸣、脱发之肾系病证。全方以温阳散寒、温中健脾为本,兼顾心、肝、肾,终收良效。

案 15. 脏躁 - 更年期综合征 - 桂枝汤合甘麦大枣汤

谢某,女,50 岁,2014 年 4 月 15 日初诊。

主诉:停经后燥热汗出,心烦易怒 3 个月。

现病史:患者停经 3 个月,停经后出现燥热汗出,心烦易怒,时悲伤欲哭,不能控制,失眠多梦,胸闷心悸,不思饮食,但体重无明显减轻。查体无明显异常。门诊行"血常规、生化全套、甲状腺功能 8 项、心电图、腹部及妇科 B 超"均提示正常。

刻下:燥热汗出,心烦易怒,时悲伤欲哭,不能控制,失眠多梦,胸闷心悸,不思饮食,二便正常,舌红苔薄白,脉弦细。

中医诊断:脏躁。

证候诊断:阴阳失调,血虚脏躁。

西医诊断:更年期综合征。

治法:调和阴阳,养血调肝,补益心脾,宁心安神。

方药:桂枝汤合甘麦大枣汤。

桂枝 15g	白芍 15g	大枣 30g	生姜 15g
甘草 15g	浮小麦 30g		

煎服法:每日 1 剂,水煎取汁 500ml,分三次温服。

二诊:服药 7 剂后,燥热、汗出减轻,情绪稳定,睡眠好转,上述症状明显减轻,药已中的,上药继服 7 剂,诸症消失。

【按】

更年期综合征是妇女在绝经前后,肾气渐衰,天癸将竭,冲任脉虚,生殖功能逐渐减退以致脏腑功能逐渐减退,机体阴阳失于平衡而出现的一组症状,中医学称之为"绝经前后诸证"或"脏躁"。《素问·上古天真论篇》云:"女子七岁,肾气盛,齿更发长;二七而天癸至,任脉通,太冲脉盛,月事以时下,故有子……七七任脉虚,太冲脉衰少,天癸竭,地道不通,故形坏而无子也。"陈绍宏教授认为妇女经历了妊娠生育和几十年的月经之经血损耗的过程,年届更年,原本就阴血不足,再加肾气渐衰、天癸将竭致肾气阴液不足,不能涵养肝木和上济心火,使机体处于阴血不足而阳气"有余"的阴阳失衡的病理状态。阴阳失调,脏腑气血逆乱,是以变证丛生,故肾虚而致阴阳失调是本病之病机。治当以协调阴阳,疏理冲任为本。

本病多以燥热、自汗出为临床主症,此"汗"非"热逼津液外泄",而是"卫气不共荣气谐和",因阴阳失调,腠理不固而致。伤寒论第53条"病常自汗出者,此为荣气和,荣气和者,外不谐,以卫气不共荣气谐和故尔。以荣行脉中,卫行脉外。复发其汗,营卫和则愈,宜桂枝汤。"故选方桂枝汤。桂枝汤散中有补,滋阴和阳,调和营卫,燥热自汗之症自消。此处独加浮小麦,实含甘麦大枣汤之意,共奏养血调肝、补益心脾、宁心安神之功,养脏阴而躁必止也。故临床上"法随证立",不拘泥于一方一法,异病同治必见其效。

第二节　孙光荣教授验案实录

案1. 汗证-多汗症-生脉饮、归脾汤合清虚热方

李某,女,56岁,2018年4月8日初诊。

主诉:多汗7年余,加重1周。

现病史:患者于7年前无明显诱因开始出现多汗,表现为白天动则汗出,晚上夜寐盗汗,严重时甚至汗出湿衣,伴体倦乏力、怕风畏寒、口干而苦、五心烦热,平素易受外邪侵袭,自行于当地药店购买药物(六味地黄丸等)服用后出汗症状未见明显减轻。曾于5年前当地医院门诊查血提示"甲状腺功能亢进",具体指标未见,患者未予重视。1周前患者自觉汗出、乏力、五心烦热等症状有所加重。

刻下:精神欠佳,盗汗、自汗,汗出湿衣,伴汗出恶风、体倦乏力、畏寒易感、口干而苦、五心烦热,舌红少苔,脉虚细。

中医诊断:汗证。

证候诊断:气阴两虚,肺卫不固,虚热上扰。

西医诊断:多汗症。

治法:益气养阴,清虚热。

方药:生脉饮、归脾汤合清虚热方。

西洋参 12g	生黄芪 12g	丹参 10g	麦冬 12g
五味子 3g	龙眼肉 10g	银柴胡 10g	地骨皮 10g
制鳖甲 15g	茯神 12g	炒枣仁 10g	制首乌 12g
浮小麦 15g	大枣 10g	甘草 5g	

煎服法:14 剂,水煎取汁 500ml,分早、中、晚三次服,日 1 剂。

服药后患者自觉汗出明显减少,汗出恶风、体倦乏力、畏寒易感、口干而苦、五心烦热症状明显改善。

【按】

汗证是指由于阴阳失调,腠理不固,而致汗液外泄失常的病症。其可分为自汗、盗汗等,是汗液过度外泄的病理现象。《三因极一病证方论·自汗论治》中指出"无论昏醒,浸浸自出者,名曰自汗;或睡著汗出,即名盗汗"。自汗多由身体虚弱、肺脾气虚,津液外泄导致。因此,自汗的人常常伴有疲惫、乏力、气短、畏寒等症状。盗汗多由阴虚引起,阴虚则阳盛,虚热内生,阴气空虚,睡则卫气乘虚陷入阴中,表无固护则肌表不密,荣中之火迫津外泄则盗汗。因此,《临证指南医案·汗》谓:"阳虚自汗,治宜补气以卫外;阴虚盗汗,治当补阴以营内。"

本例患者既有自汗、汗出湿衣、伴汗出恶风、神疲乏力等正气不足、心神不养的特点,同时也有夜间盗汗、口干而苦、五心烦热等阴虚火旺的特点。由此,孙光荣教授治自汗予以益气养阴、清虚热、敛心安神之法,选生脉饮(人参、麦冬、五味子)、归脾汤、清虚热方(银柴胡、地骨皮、制鳖甲、浮小麦)组合成方。

孙光荣教授善用角药。角药多是三联药物组合,三足鼎立,互为犄角,在配伍应用中可取得良好的效果。生晒参、黄芪、丹参是最常用的角药之一。生晒参大补元气,补益脾肺,生津止渴,宁神益智,西洋参具有补而兼清的作用,故在本方中代替生晒参;生黄芪有益气固表、敛汗固脱、托疮生肌、利水消肿之功效;丹参活血调经,祛瘀止痛,凉血消痈,清心除烦,养血安神。三药配合益气养血,彰显孙光荣教授"重气血、调气血、畅气血"之基本临床思想。银柴胡清骨髓之热,治虚劳之骨蒸;地骨皮入阴分,清伏热于里;鳖甲滋阴潜阳,又引药入里。三药合用,共奏清骨退蒸、滋阴潜阳之功。同时加麦冬、五味子、龙眼肉以宁心安神;银柴胡、地骨皮、制鳖甲、制首乌、浮小麦滋阴补肾;茯神、炒枣仁、大枣补益心脾;生甘草调和诸药。其中,甘草、浮小麦、大枣兼《金匮要略》"甘麦大枣汤"之意,具有甘缓滋补,柔肝缓急,宁心安神之效。

案 2. 带下病 - 白带过多 - 孙氏益气除湿方

王某,女,68 岁,2018 年 3 月 10 日初诊。

主诉:白带增多半年余。

现病史:患者于半年前无明显诱因出现白带增多,色白、量多、质地清稀,有轻微腥臭味,无黄带、血带,无腹痛、腹胀等,就诊于当地医院,行妇科 B 超及妇科检查无明显异常,自行于当地诊所购买清热化湿类中药 10 余剂口服,症状未见明显减轻。

刻下:精神欠佳,白带色白量多、质地偏稀,面色萎黄,四肢酸软乏力,易疲倦,怕冷,大便偏稀,小便正常,纳眠差,舌质淡苔薄白,脉细。

中医诊断:带下病。

证候诊断:脾气虚弱,湿邪偏盛。

西医诊断:白带过多。

治法:健脾益气,利湿止带。

方药:孙氏益气除湿方。

太子参 12g	生黄芪 10g	丹参 7g	乌贼骨 10g
砂仁^{后下} 4g	鸡内金 6g	降香 10g	橘络 7g
法半夏 7g	杜仲 12g	山慈菇 12g	萆薢 10g
车前子 10g	蒲公英 10g	甘草 5g	

煎服法:14 剂,水煎取汁 500ml,分早、中、晚三次服,日 1 剂。配合使用坐浴方。

坐浴方：

蛇床子 10g	百部根 10g	白花蛇舌草 10g
白鲜皮 12g	地肤子 12g	山慈菇 12g	鱼腥草 12g
紫苏叶 10g	蒲公英 12g	煅龙骨^{先煎}12g	煅牡蛎^{先煎}12g
甘草 5g		

煎服法：14 剂，水煎，坐浴，日 1 剂。

服用后白带量明显减少，乏力、疲倦感减轻，大便成形。

【按】

"带下"之名首见于《内经》。《素问·骨空论篇》曰："任脉为病……女子带下瘕聚。"带下有生理性、病理性之分。《沈氏女科辑要》引王孟英曰："带下，女子生而即有，津津常润，本非病也。"而当带下量明显增多，或色、质、气味异常，即为带下病。《傅青主女科》说到："夫带下俱是湿证。而以带名者，因带脉不能约束而有此病。"内外湿邪为患，任脉受损，带脉失约是带下病的核心机制，病位主要在前阴、胞宫。在《诸病源候论》中还有五色带的记载，有青、赤、黄、白、黑五色名候，指出五脏俱虚损者，为五色带俱下。孙光荣教授遵其原则，治带下病重视对白带的性状、色泽的判断，以辨别其原因。他认为，色白提示虚，白带白黏是湿热的表现，白带清稀是脾肾虚衰，红白夹杂者则要考虑癌变可能，色青及色黄提示有热，色黑即提示热极或寒极。

本例患者白带色白量多、质地偏稀、面色萎黄、四肢酸软乏力等，均为脾气亏虚、带脉失约、湿浊下注所致。脾气虚弱、健运失职，水湿内生，则下注为带，且色白、量多、质稀；脾胃为后天之本、气血生化之源，脾虚则气血不足，故见面色萎黄无华；脾主升清、主四肢肌肉，脾气虚弱则清气不升不荣，则见四肢酸软乏力、易疲倦；气虚则易致阳弱，故见怕冷、大便偏稀；舌质淡苔薄白、脉细均为脾胃虚弱之象。

孙光荣教授把汤药内服方与外用方同时使用治疗某种疾病的方法称为"子母方"。其认为对于人体空窍及皮肤的病变，外用方能直达病所，起效快，且药物选择范围更广，因此在治疗带下病时，孙光荣教授常在辨证使用内服汤药的同时配合外用药方，以取得更好的效果。

孙光荣教授善用角药。本例内服方中：太子参、生黄芪、丹参益气养血；

乌贼骨、砂仁、鸡内金理气和胃；降香、橘络、法半夏芳香燥湿理气；杜仲、萆薢、车前子补肾利水分清泌浊以治便溏；山慈菇、蒲公英、甘草清热解毒而治胃脘不适兼白带多。坐浴方共有 12 味，亦配伍精当。方中蛇床子、白花蛇舌草，加上煅龙骨、煅牡蛎，可谓水陆兼施，有四龙戏珠之妙。山慈菇、鱼腥草、蒲公英，皆是清热解毒之品，而鱼腥草以其味腥能入奇经八脉之冲、任、督、带四脉，善治妇科带下病。

案 3. 口糜 - 口腔溃疡 - 孙氏消溃方

孙某,女,48 岁,2010 年 3 月 18 日初诊。

主诉:口腔溃疡反复发作 3 年余,加重 1 周。

现病史:患者于 3 年前进食辛辣刺激食物"火锅"后开始出现口腔溃疡,伴口干、口苦、口臭,予以口服"上清丸"后口腔溃疡消失。后常复发,诉每次发病均可发现口腔黏膜上出现圆形或椭圆形的小溃疡面,发红,伴有疼痛感,自行于当地药店购买药物(具体不详)服用后,自觉口腔溃疡稍有减轻,但反复发作。1 个月前患者自觉口腔溃疡再次复发,且疼痛加重。

刻下:口腔黏膜及舌体见散在多发 2~4mm,圆形或椭圆形,边界清楚的浅小溃疡灶,中心微凹陷,表面覆有一层淡黄色假膜,溃疡周围黏膜充血呈红晕状。患者自觉疼痛明显、口干、口苦,可闻及口臭,舌淡苔黄滑,口腔多黏液,脉濡。

中医诊断:口糜。

证候诊断:湿热蕴结。

西医诊断:口腔溃疡。

治法:清解湿热。

方药:孙氏消溃方。

太子参 15g	生黄芪 10g	丹参 7g	乌贼骨 10g
砂仁后下 4g	鸡内金 6g	蒲公英 12g	山慈菇 10g
炒山栀 10g	法半夏 7g	陈皮 7g	佩兰叶 6g
金银花 12g	芡实 15g	甘草 5g	生地炭 10g

煎服法:14 剂,水煎取汁 500ml,分早、中、晚三次服,日 1 剂。

服用后口腔溃疡已基本痊愈,患者诉口干、口苦、口臭明显缓解。

【按】

中医学称口腔溃疡为"口糜"或"口疮"。其病变脏腑主要在心、脾、胃、肾。脾开窍于口,其华在唇,脾络布于舌下;心开窍于舌,心脉布于舌上;肾脉连咽系舌本,两颊与龈属胃与大肠,牙齿属肾,任、督等经脉均上络口腔唇舌。因而口糜、口疮的局部病变在口腔,病变脏腑在心、脾、胃、肾,无论是外感、食伤,还是正虚,其主要的病理变化,是心、脾、胃、肾四脏腑的功能失调。病理因素为火热,口疮的发生与火热上炎有密切关系。外感六淫之邪均可以郁久化热,内伤饮食,蕴热化火,正虚阴亏液耗,水不制火,虚火上炎,说明火热上炎是本病的基本病理改变。阴虚火旺,热毒燔灼,内夹湿热,上蒸于口,以及情志不遂而损及心脾,均可致上述诸症。《素问·至真要大论篇》中"诸痛痒疮,皆属于心",亦证实了这一点。因此,治疗上,必须审查病机,通补兼施,气血同调。

在方中仍用太子参、黄芪、丹参的三联角药组合,其中选用太子参以调理中焦见长,脾虚为主者用之;三药合用,体现出孙师"重气血、调气血、畅气血"的临床思想。加入蒲公英、山慈菇、金银花、炒山栀以清热解毒;芡实、法半夏、佩兰叶燥湿化浊;生地取炭达清热凉血、养阴生津之功。胃为水谷之海,多气多血,孙光荣教授善用乌贼骨、砂仁、鸡内金,这是另一组角药,三药联合,调理脾胃气机、化湿敛疮。孙光荣教授认为此药组在溃疡、癌症病案中均可选用,药物品数和剂量不用太大变化。孙光荣教授言,凡用药,必以四两拨千斤,轻轻一拨,使气血归于"中和"则疾病愈,故孙光荣教授处方用药中,药量多不大,其行气药、理气药,用量更少。

案 4. 紫癜 - 血小板减少性紫癜 - 孙氏益气摄血方

黄某,女,56 岁,2018 年 4 月 8 日初诊。

主诉:皮下紫癜伴头晕 2 个月余,加重 2 周。

现病史:患者于 2 个月前无意中发现双下肢及腹部散在红色及暗红色瘀点,以下肢大腿内侧为主,局部无疼痛感,故患者未予重视,后瘀点逐渐累及全身,部分瘀点融合直径达 5~8mm,伴疲倦乏力、口干、头晕,无天旋地转感,曾于当地医院查血常规提示血小板减少。自诉平素皮肤磕碰后易出现紫癜瘀斑,曾晕倒。两周之前夜间起夜时晕倒,伴口干。

刻下:全身散在红色及暗红色瘀点、瘀斑,伴疲倦乏力、口干、头晕、心慌、怕冷,纳食及睡眠均较差,舌淡白,苔薄黄,脉细涩。

中医诊断:紫癜。

证候诊断:气不摄血。

西医诊断:血小板减少性紫癜。

治法:补气摄血、凉血透疹。

方药:孙氏益气摄血方。

生晒参10g	生黄芪10g	丹参10g	制首乌15g
天麻10g	蔓荆子10g	紫草10g	芡实10g
生薏苡仁15g	白术10g	大枣10g	龙眼肉10g
甘草5g			

煎服法:14剂,水煎取汁500ml,分早、中、晚三次服,日1剂。

服药后患者皮下出血明显减少,头晕、口干、疲倦乏力、心慌、怕冷明显减轻。

【按】

紫癜,亦称紫斑,是以血液溢于皮肤、黏膜之下,出现瘀点瘀斑,压之不褪色为其临床特征。中医学对紫癜的记述最早可以追溯至秦汉时期。其病机是血不归经,溢于脉外而出血,总属"血证"范畴。针对紫癜,需要根据其起病、病程、颜色等辨虚实。起病急、病程短,紫癜颜色较鲜明者多属实;起病缓,病情反复,病程缠绵,紫癜颜色较淡者多属虚。伴有发热、恶风、咽红等风热表证者为风热伤络;伴有烦热口渴,便秘尿赤,甚则鼻衄、齿衄、便血、尿血者为血热妄行;伴有神疲乏力、头晕心悸、食欲不振者为气不摄血;伴有低热盗汗、手足心热、舌红少津者为阴虚火炎。孙光荣教授认为,气对于血而言有着重要的作用,概括之,即气能生血、行血、摄血这三个方面。因此,一旦气的升降出入不能正常进行,血也会出现相应的异常。该患者伴疲倦乏力、口干、头晕、心慌、怕冷等,故其病为虚。

《景岳全书》指出:"血有因于气虚者,宜补其气,以人参、黄芪、白术之属。"此方中以生晒参、生黄芪、丹参益气活血为君,其中生黄芪甘温,为治诸气虚之要药,大补脾肺之气,以裕生血之源。生晒参大补元气,补脾益肺,生津安神。丹参"专入血分,其功在于治血行血,内之达脏腑而化瘀滞"。制首乌、天麻、蔓荆子补肾养脑为臣;生薏苡仁、白术健脾化湿,为佐;大枣、龙眼肉补心血,为使;甘草调和诸药。滇紫草,为滇紫草的根除去外皮的木部,亦称硬紫草,具有凉血、活血、解毒透疹之功效。孙光荣教授曰:头晕者,多有湿邪阻碍脾阳,清阳不能升达于脑,故治头晕,兼除脾湿,芡实、苡米、白术可配伍用之。

案 5. 胃痛 - 功能性胃肠病 - 孙氏益气健脾汤

龚某,女,70 岁,2018 年 4 月 8 日初诊。

主诉:胃脘部胀痛 9 个月。

现病史:患者诉 9 个月前无明显诱因出现胃脘部饱胀疼痛不适,伴大便次数增多,色黄不成形,每日 3~6 次,伴便前腹痛,便后痛缓,排便黏腻及不尽感,伴腰膝酸软、手足心热。当地医院予以口服奥美拉唑、美沙拉嗪等药物后上述症状稍缓解,但仍反复发作。

既往史:2 年前曾行直肠癌根治术。

刻下:胃脘部胀满疼痛,食后尤甚,伴大便次数增多,色黄不成形,每日 3~6 次,伴便前腹痛,便后痛缓,排便黏腻及不尽感,伴腰膝酸软、手足心热。舌淡苔微黄,脉细。

中医诊断:胃痛。

证候诊断:元气亏虚,虚热内生。

西医诊断:①功能性胃肠病;②直肠癌术后。

治法:大补元气,养阴清热。

方药:孙氏益气健脾汤。

生晒参 10g	生黄芪 10g	丹参 10g	山慈菇 12g
天葵子 12g	嫩龙葵 10g	半枝莲 15g	白花蛇舌草 15g
炒建曲 12g	乌贼骨 10g	砂仁 4g	延胡索 10g
橘络 6g	大腹皮 10g	大枣 10g	

煎服法:14 剂,水煎取汁 500ml,分早、中、晚三次服,日 1 剂。

二诊:服药后胃脘部胀痛减轻,便溏已止,但寐不宁、咽干、咽痛,舌淡苔少,脉弦细。

【按】

胃痛即胃脘痛,历代文献中所称的"心痛""心下痛",多指胃痛而言。

如《素问·六元正纪大论篇》说:"民病胃脘当心而痛。"《医学正传》说:"古方九种心痛……详其所由,皆在胃脘,而实不在于心。"胃脘痛,是以上腹胃脘部近心窝处发生疼痛为主,是临床上常见病、多发病,往往兼见胃脘部痞满、胀闷、嗳气、吐酸、纳呆、胁胀、腹胀等症,常反复发作,久治难愈。其病因复杂,多见于饮食不节、中阳素虚、情志失调、寒邪内犯四个方面,病机根本在于胃失和降,气机郁滞,不通则痛。孙光荣教授认为,久病多虚,胃痛病之虚表现为脾胃气阴不足、纳运功能衰退,故胃脘痛治疗只宜缓缓图之,骤攻峻补对疾病指标并无帮助,无法标本兼治。

患者曾行直肠癌手术,术后元气受损,运化乏力,水液停留,下走肠道,致腹泻;术后经络不通,不通则痛,则胃胀痛,因此治疗上需要予以扶助正气、健脾除湿、理气通络之法。方中生晒参、生黄芪、丹参益气活血,为君;嫩龙葵、白花蛇舌草、山慈菇清热攻毒,为臣;乌贼骨软坚散结,为佐;同时配合橘络、砂仁、大腹皮、延胡索理气通络止痛。

孙光荣教授治肠癌有一基本方。其中:[君]太子参15g、生北芪15g、紫丹参10g——益气活血;[臣]嫩龙葵15g、猫爪草15g、山慈菇15g——清热攻毒;[佐]生牡蛎15g、菝葜根15g、珍珠母15g——软坚散结;[使]火麻仁10g、生薏苡仁10g、生甘草5g——补引纠和。针对症状的"三联专药组":腹泻不止——炒六曲、炒山楂、车前子;不思饮食——谷麦芽、鸡内金、炒扁豆;舌苔黄腻——佩兰叶、法半夏、广陈皮;腹痛腹胀——炒枳壳、大腹皮、延胡索。临床常在此基础上加减应用。

案6. 虚劳 - 自主神经功能紊乱 - 孙氏益气调紊汤

黎某,女,64岁,2018年4月8日初诊。

主诉:心烦、眠差两年。

现病史:患者两年前出现心烦、眠差,口干,伴大便不成形,1个月前逐渐感觉上肢冰凉、麻木,身软乏力、纳差,遂来就诊。

刻下:自觉五心烦热、上肢冰凉、麻木,身软乏力、纳眠差,伴口干、大便不成形,舌淡苔黄腻,脉沉细。

中医诊断:虚劳。

证候诊断:气阴两虚,心肾不交。

西医诊断:自主神经功能紊乱。

治法:滋阴降火,交通心肾。

方药:孙氏益气调紊汤。

生晒参 10g	生黄芪 10g	丹参 7g	银柴胡 10g
地骨皮 10g	制鳖甲 12g	茯神 10g	炒枣仁 12g
灯心草 5g	桑寄生 12g	路路通 10g	伸筋草 10g
炒神曲 15g	车前子 10g	甘草 5g	延胡索 10g

煎服法:14 剂,水煎取汁 500ml,分早、中、晚三次服,日 1 剂。

服药后,心烦、乏力、上肢麻木等症状明显减轻。

【按】

自主神经功能紊乱是高级神经功能失调所引起的一组人体内脏器官功能失调症候群。西医对此病的病因认识目前尚不明确,临床主要表现为由神经功能紊乱而导致的神经系统、消化系统、循环系统、泌尿生殖系统功能失调。中医学对此病并无单独论述,属于"郁证""心悸""不寐""汗证"等范畴。其中多见于不寐及郁证。《灵枢·大惑论》载"卫气不得入于阴,常留于阳,留于阳则阳气满,阳气满则阳跷脉盛;不得入阴,阴气虚故目不瞑矣。"《素问·阴阳别论篇》载"阳加于阴谓之汗",吴鞠通《温病条辨》载"汗也者,合阳气阴精蒸化而出者也",《伤寒论》云"三阳合病……若自汗出者,白虎汤主之",《诸病源候论》云"阴阳各驱其极,阳并与上则热,阴并与下则寒",《内经》之"五郁",张景岳之"凡气血一有不调而致病者,皆得谓之郁",皆是对此病的论述。

该患者手心发热而上肢畏寒,是由肾虚、水不制火所致,寐差、口干,乃阴虚有火,上扰心神,且伤津耗气使然。故治疗上以生晒参、生黄芪、丹参益气养血为君药,此乃孙光荣教授之三联药组;银柴胡、地骨皮、制鳖甲滋阴清热,茯神、炒枣仁、灯心草清心安神,共为臣药,治疗五心烦热、失眠,为另一组常用药;桑寄生、路路通、伸筋草疏经通络,为佐药,治疗肢体凉麻;炒神曲、车前子配伍可治疗大便稀溏,此分清泌浊之法也;生甘草调和诸药。其加减区别在于,凡有心火者,宜选灯心草;凡有心脾两虚者,当选龙眼。选延胡索因其兼疏经通络治上肢麻木及通小便之功也。

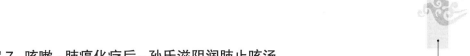

案 7. 咳嗽 - 肺癌化疗后 - 孙氏滋阴润肺止咳汤

张某,女,74 岁,2018 年 3 月 12 日初诊。

主诉:咳嗽 1 个月余。

现病史:患者肺癌化疗后,1 个月前开始出现干咳无痰,咽喉不适,偶有痰中带血,声音改变,气短、口干,纳食差,大便稍稀溏,睡眠可,面色晦暗无光泽。遂来就诊。

刻下:干咳无痰,偶有痰中带血,色鲜红,伴气短、口干、胸部不适,纳食差,大便稀溏,舌淡苔白,脉细无力。

中医诊断:咳嗽。

证候诊断:气阴两虚。

西医诊断:肺癌化疗后。

治法:健脾益气,养阴润肺,化痰止咳。

方药:孙氏滋阴润肺止咳汤。

生晒参 12g	生北芪 20g	北沙参 10g	山慈菇 10g
天葵子 10g	猫爪草 10g	甘青果 10g	川贝母 12g
麦冬 10g	甘草 6g	橘络 20g	五味子 6g
桔梗 10g	茯神 10g	炒枣仁 10g	矮地茶 10g

煎服法:10 剂,水煎取汁 500ml,分早、中、晚三次服,日 1 剂。

二诊:患者诉服药 10 剂后,自觉咳嗽稍好转,咽喉不适感缓解,咳少量黄色痰液,痰中血丝较前减少,自觉精神状态较前明显改善,效不更方,续服 5 剂。

三诊:患者自诉咳嗽明显好转,无血丝及痰液,纳食较前明显好转,纳、眠可,二便调,舌质淡苔白,脉细。停服汤药,每日用石斛 5g、西洋参 5g 泡水服用。服药后咳嗽、气短等症状明显减轻。

【按】

咳嗽病名最早见于《内经》。肺癌咳嗽与常见的内伤疾病或者外感引起的咳嗽明显不同。孙光荣教授认为,痰瘀互结、癌毒阻肺、素体亏虚是肺癌咳嗽的基本病机。临床中大多数肺癌患者经化疗后,均出现不同程度咳嗽不适。孙光荣教授认为,肺癌化疗后咳嗽则是由于肺癌患者素体本虚,肃降无力,肺气上逆所致,再受化疗,则徒伤正气,脾胃功能受损,不能运化水谷精微上荣于肺,故肺阴乏源,患者发为干咳。而某些经过放疗、化疗的患者,类似于热毒侵袭,导致进一步耗伤气阴,肺体枯燥,津液大伤,患者多表现为干咳无痰,或痰少而黏,甚至咯血等症状。脾主运化,化生气血,为后天之本,脾为母,肺为子,肺气虚将累及脾,即子病犯母,脾气虚将影响肺,即母病及子。故孙光荣教授认为,肺癌化疗后出现咳嗽的患者,除了癌毒侵犯机体外,本就正气亏虚,加之热毒损耗肺阴,故应当健脾益气以扶正,滋阴润燥以止咳,清热解毒以祛邪,三者必不可少。

此患者因肺癌化疗,致肺阴耗伤,肺宣肃失调,故肺气上逆而咳嗽;肺癌久病伤及后天之本,脾气亏损,不能运化水谷,故见气短、大便稀溏等;运化水湿失调,津液分布不均,不能上承于口,则口舌津液缺少,而出现口渴症状;肺癌化疗损耗肺阴,致气血耗伤;肺喜润而恶燥,不能滋润血络,故见咯血。

孙光荣教授以生晒参、生北芪、北沙参益气养阴;山慈菇、天葵子、猫爪草清热解毒、软坚散结,专治肿瘤之毒聚;麦冬、矮地茶化痰止咳,茯神、炒枣仁、甘草宁心安神。至于天葵子、山慈菇、猫爪草,乃孙光荣教授抗溃疡、肺瘤之常用药对,取其清热解毒之药性。茯神、炒枣仁为宁心安神之品,可减少咳嗽频率。矮地茶具有祛痰止咳之功效,兼轻度活血利水之功,不问寒热。猫爪草,孙光荣教授言其可防治肺癌转移。故而众药合成,有益气健脾、养阴润肺祛邪之功。后期待患者咳嗽症状缓解后,予以石斛及西洋参泡水口服治疗,以养阴润燥益气,加强患者自身免疫力为目的。

案 8. 月经病 - 痛经 - 孙氏益气活血调经方

霍某,女,34 岁,2018 年 4 月 18 日初诊。

主诉:痛经 5 年余,加重两个月余。

现病史:患者于 5 年前无明显诱因开始出现痛经,以经期及月经前三天疼痛为主,呈持续性刺痛,月经量少、色黑、有血块,伴小腹坠胀感,伴心慌、乏力,疼痛呈阵发性加重,自行口服布洛芬止痛后疼痛稍缓解,于当地医院行妇科彩超检查未提示异常。两个月前患者自觉疼痛程度加重,伴大汗淋漓、蜷缩蹲地、心慌乏力不适,为求进一步诊治,遂来我院门诊。

刻下:精神差,面色偏白,自诉痛经,呈持续性胀痛、刺痛,喜揉喜按,月经量少、色黑、有血块,蜷腹痛减,伴心悸、乏力、头晕、汗出,舌质淡暗,苔薄白,脉涩。现在正值月经前 1 周左右。

　　中医诊断:月经病。

　　证候诊断:气虚血瘀。

　　西医诊断:痛经。

　　治法:益气养血,温经散寒,化瘀止痛。

　　方药:孙氏益气活血调经方。

生晒参 20g	生黄芪 20g	山药 15g	益母草 12g
制香附 10g	月季花 10g	红花 8g	全当归 10g
延胡索 10g	吴茱萸 10g	甘草 6g	三七 6g

　　煎服法:水煎取汁 500ml,分早、中、晚三次服,日 1 剂。

　　二诊:患者诉服药 14 剂后,自觉精神较前好转,面色红黄隐隐,痛经症状明显好转,月经量增多,未见血块,无心悸、心慌等。要求巩固治疗,效不更方,续服 5 剂。

　　服药后精神好转,面色红黄隐隐,自诉当月月经前及月经期疼痛明显缓解,月经颜色偏红、血块减少,心悸、乏力、头晕、汗出明显减轻,要求巩固治疗。

　　【按】

　　宋代《妇人大全良方》认为痛经有因于寒者,有气郁者,有血结者。《景岳全书·妇人规》云:"经行腹痛,证有虚实。"《医宗金鉴》说:"凡经来腹痛,在经后痛则为气血虚弱,经前痛则为气血凝滞。"至今日,医家普遍认为,中医痛经辨证分气滞血瘀、寒湿凝滞、湿热瘀阻、气血虚弱、肝肾亏损五种类型。而孙光荣教授认为,痛经的辨证应该以气血阴阳、寒热虚实为纲。既有气虚、血虚、阴虚、阳虚者,也有气血阴阳中二三者皆虚者,这些都为虚证。另外,也有气滞、痰浊、血瘀者,此皆为实证。孙光荣教授认为,实证当用通泻之法,虚证当用滋补之法。通泻法包括行气、活血、清热、化痰等;滋补法有益气养血、健脾补肾等方法。凡痛经患者,均应根据其症状舌脉进行辨证论治,选方用药。

　　该患者脾胃素虚,化源匮乏,冲任气血虚少,行经后血海气血愈虚,不能濡养冲任、子宫,兼之气虚无力流通气血,血停于经络,久而成瘀,不通则痛,因而发为痛经,且表现为疼痛呈刺痛,喜揉喜按、月经量少;脾胃虚弱,不能运化水谷营养四肢百骸,故见乏力;精神差,气虚不能化生血液,日久则导致气血亏虚,故面色稍白。舌质淡暗,苔薄白,脉涩,均为气虚血瘀的表现。

治疗上当以生晒参、生黄芪、山药益气健脾养血,益母草、制香附、月季花行气调经,红花、全当归、延胡索、三七活血止痛,吴茱萸温经止痛,甘草调和诸药。孙光荣教授认为,气虚所致血瘀而导致痛经,当以补虚为主,行滞为辅,气盛则运化气血无碍,气行则血行,血行则瘀自去。本方中重用生晒参、黄芪以补气健脾,结合活血行瘀止痛之效,标本兼顾,症状自然好转。而气滞郁结不通,轻者桂枝、麻黄可通,中者柴胡、威灵仙可通,重者必三棱、莪术、三七、延胡索,方可通也。若积聚血瘀成块,丝毫无可通之气者,则三七尤不可通,必待虫类药[如水蛭、地龙、穿山甲(代)]等,始可穿通瘀闭之血管也。

案9. 便秘-功能性便秘-孙氏滋阴通便方

宫某,男,72岁,2018年7月5日初诊。

主诉:便秘7年余,加重1周。

现病史:患者于7年前无明显诱因出现大便干燥,约3日一行,伴腹痛、腹胀、嗳气、乏力、自汗,长期服用润肠通便药物(具体不详),用药时大便情况有所改善,但腹痛、腹胀症状缓解不明显,且停药后便秘症状反复发生。曾于当地医院行胃肠镜检查,提示大肠黑变病、慢性结直肠炎。1周前患者自觉大便干燥难解加重,3~5日一行,伴腹痛、腹胀、嗳气、乏力、口臭、口燥咽干、五心烦热,自行服药后便秘等症状缓解不明显。

刻下:神志清楚,精神萎靡,面色萎黄,大便干燥难解,3~5日一行,腹痛、腹胀、乏力易疲倦、口臭、口燥咽干、五心烦热。纳、眠差,舌红苔少,脉细数。

既往史:有高血压、糖尿病病史,平素规律服用降压及降糖药,自诉在家监测血压、血糖,控制可。余无特殊。

中医诊断:便秘。

证候诊断:气阴两虚。

西医诊断:①大肠黑变病;②慢性结直肠炎。

治法:益气养阴、润肠通便。

方药:孙氏滋阴通便方。

党参 30g	生黄芪 30g	丹参 15g	陈皮 15g
大腹皮 20g	炒枳壳 30g	鸡内金 15g	车前子^{研末冲服}10g
麦冬 20g	天冬 20g	火麻仁 12g	郁李仁 12g
当归 25g	炙甘草 12g		

煎服法:14剂,水煎取汁500ml,分早、中、晚三次服,日1剂。

二诊:精神好转,便秘明显改善,未见明显乏力、口燥咽干、腹胀、腹痛。

【按】

《内经》称便秘为"后不利""大便难",认为与脾胃受寒、肠中有热等有关。汉代张仲景则称便秘为"脾约""便闭""阴结""阳结",认为其病与寒、热、气滞有关。隋代巢元方《诸病源候论》曰:"大便难者,由五脏不调,阴阳偏有虚实,谓三焦不和则冷热并结故也。"又云"邪在肾亦令大便难""渴利之家,大便亦难"。指出引起便秘的原因很多,与五脏不调、阴阳偏盛、虚实寒热均有关系。元代朱丹溪认为,便秘是由于血少,或肠胃受风,涸燥秘涩所致。清代陈士铎《石室秘录·大便秘结》曰:"大便秘结者,人以为大肠燥甚,谁知是肺气燥乎?肺燥则清肃之气不能下行于大肠。"沈金鳌《杂病源流犀烛·大便秘结源流》则强调:"大便秘结,肾病也。"以上指出大便秘结与肺、肾均有密切关系。孙光荣教授结合古今医文及自身临床经验,认为便秘病位主要在大肠,与肺、脾、胃、肝、肾等脏腑密切相关。脾虚传送无力,糟粕内停,致大肠传导功能失常,而成便秘;胃与肠相连,胃热炽盛,下传大肠,燔灼津液,大肠热盛,燥屎内结,可成便秘;肺与大肠相表里,肺气闭郁,清气不下,无力推动肠道,则发为便秘;肝主疏泄气机,若肝气郁滞,中焦气滞不行,腑气不能畅通,推动肠道不畅,亦可成便秘;肾主五液而司二便,若肾阴不足,老年人或真阳亏损,温煦无权,阴邪凝结,或阴亏血燥,大肠液枯,无力行舟,均易导致便秘。因此,孙光荣教授认为,便秘主要病机为大肠传导失司,病理因素不外乎寒、热、虚、实四个方面。

该患者肺脾气虚,运化失职,大肠传导无力,故临厕努挣乏力,难以排出;肺气虚,故便后乏力,汗出气短;脾气虚,化源不足,故面色萎黄,肢倦懒言。血虚津少,不能下润大肠,肠道干涩,故大便干结,努挣难下;血少致阴虚内热,虚热内扰,故口燥咽干、五心烦热。孙光荣教授指出,本病乃由气阴两虚引起,若误用攻下通便之法,不仅效果差,更耗气伤中,易致大便不行、腹胀加重。此时应灵活运用《内经》中"塞因塞用"之法,予以益气滋阴、润肠通便则可达到较理想的效果。

方中用生黄芪、党参补益肺脾之气,当归、丹参养血活血;陈皮理气;火麻仁、郁李仁润肠通便,车前子也具有通便作用,需盐水炒过,研末口服。麦冬、天冬滋水润肠通便,以大腹皮、炒枳壳、鸡内金行气化滞,健脾和胃。孙光荣教授强调,便秘的治疗以通下为原则,但切记不可以偏概全,单单使用通下之药,应注意辨证求因,审因论治,并根据不同病因病机选取相应的治疗方法。实证以祛邪为主,据热秘、冷秘、气秘之不同,分别施以泻热、温通、理气之法,辅以导滞之品,邪去便通;虚证以养正为先,依阴阳气血亏虚的不同,用滋阴养血、益气温阳之法,酌用甘温润肠之药,标本兼治。正如《景岳全书·杂证谟·秘结》云:"阳结者邪有余,宜攻宜泻者也;阴结者正不足,宜补宜滋者也。"且在治疗的过程中,还应注意对患者进行饮食及生活习惯的宣教,有利于后期的恢复。

案 10. 眩晕 - 腔隙性脑梗死 - 半夏白术天麻汤

薛某,男,69 岁,2018 年 6 月 5 日初诊。

主诉:头晕半年余,加重 5 天。

现病史:半年前患者无明显诱因出现阵发性头晕,伴视物旋转、耳鸣,改变体位时加重,患者于当地医院就诊,行颅脑 MRI 提示"多发性腔隙性脑梗死",予以改善脑部循环、营养神经、扩血管等对症处理后好转出院。此后半年间上述头晕症状反复发生,均予以西药对症处理。5 天前患者于晨起时自觉头晕症状加重,伴视物旋转、耳鸣,口中黏腻,纳差,眠可,小便正常,大便稀溏。门诊复查颅脑 MRI 提示未见新发脑梗死。

既往史:高血压病史 10 余年,余无特殊。平素有吸烟、饮酒史。

刻下:形体肥胖、面色㿠白,现头晕,伴视物旋转、耳鸣,口中黏腻,恶心欲吐,纳差,大便稀溏,舌紫暗,苔白腻,脉滑。

中医诊断:眩晕。

证候诊断:痰浊上蒙。

西医诊断:腔隙性脑梗死。

治法:燥湿祛痰,健脾和胃。

方药:半夏白术天麻汤。

半夏 25g	白术 30g	天麻 15g	党参 30g
茯苓 30g	橘红 15g	生姜 15g	大枣 3 枚
泽泻 20g	川芎 30g	牡丹皮 15g	炙甘草 12g

煎服:日 1 剂,水煎取汁 500ml,分早、中、晚三次服。

二诊:患者诉服药 5 剂后,头晕明显好转,口中黏腻感消失,大便趋于正常,但仍觉纳差,故于原方基础上增加山楂 30g、麦芽 30g,再服 3 剂。

三诊:患者无明显头晕,自觉身体轻松,纳、眠可,二便调,舌淡红苔薄白,脉弦。

【按】

眩晕又称为"眩冒",自有此病名以来,各代医家对其病因各持己见。《素问》云:"诸风掉眩,皆属于肝。"《灵枢》指出"上虚则眩""上气不足,脑为之不满,耳为之苦鸣,头为之苦倾,目为之眩"。而元代朱丹溪强调"无痰不作眩",《丹溪心法·头眩》记载:"头眩,痰夹气虚并火,治痰为主,挟补气药及降火药。无痰不作眩,痰因火动,又有湿痰者,有火痰者。"孙光荣教授则认为,虚与痰皆为眩晕的重要病因,脾为生痰之源、肺为贮痰之器、肾为生痰之本,脏器亏虚,痰则顺势而生,存于体内,流窜全身,故而上犯清窍,中阻中焦,下乱二便,唯当以祛痰之剂通痰蒙之窍,以补益之剂补脾气之虚,方能见效,是以方选半夏白术天麻汤加减以燥湿祛痰,健脾和胃。

该患者体形肥胖,《四诊抉微》云:"肥人多中风,以形后气虚难以周流,而多郁滞生痰……"且平素饮食不节,喜嗜烟酒、肥甘厚味,致脾气亏虚,脾失健运,水湿运化不利,聚而生痰,痰浊内盛,上蒙清窍,浊阴不降,清阳不升,则见眩晕、视物旋转;痰浊中阻,气机不利,胃失和降,则见恶心欲吐、纳差;脾气亏虚,运化无权,水谷不化,清浊不分,故见大便稀溏;患者患病日久,病情反复,久病必夹瘀,故可见舌质紫暗。

半夏白术天麻汤出自清代名医程钟龄《医学心悟》,"有痰湿壅遏者,头眩眼花,非天麻、半夏不除是也,半夏白术天麻汤主之"。方由半夏、天麻、白术、茯苓、橘红、甘草、生姜、大枣组成。《历代名医良方注释》言:"痰厥头痛,非半夏不能疗;眼黑头晕,风虚内作,非天麻不能除。"故方中以半夏燥湿化痰,天麻息风止眩晕,二药合用为主药,以治风痰眩晕头痛;白术、茯苓健脾祛湿,以治生痰之源,为辅药;橘红理气化痰,甘草、生姜、大枣调和脾胃,均为佐使药。孙光荣教授在此基础上加用党参补益脾气,配伍茯苓、白术,既能助二药化湿之力,又可加强党参补脾之效;加用泽泻,一可化浊,二可利水,以利小便实大便;久病必瘀,以牡丹皮、川芎活血化瘀。诸药相合,方简力宏,共同体现燥湿化痰、益气健脾之功,佐以活血化瘀,配伍严谨,标本兼治,为治疗眩晕痰浊证之名方。

案 11. 不寐 - 失眠症 - 孙氏安神定志汤

叶某,女,55 岁,2019 年 6 月 10 日初诊。

主诉:不寐 6 年余,加重半个月。

现病史:患者于 6 年前无明显诱因开始出现不寐,入睡困难,时寐时醒,伴心悸心慌、潮热盗汗、头晕乏力、口燥咽干,遂于当地医院就诊,完善血常规,未提示贫血。平素监测血压,亦未见低血压,当地医院诊断为失眠症,予以口服艾司唑仑片后患者尚可勉强入睡。1 个月前患者自觉入睡困难加剧,服用安眠药后未见明显改善,为求进一步诊治,遂来就诊。

既往史:无特殊,否认高血压、糖尿病、冠心病等病史。平素无吸烟、饮酒等不良嗜好。

刻下:精神差,自诉入睡困难,易惊醒,伴心悸心慌、潮热盗汗、头晕耳鸣、疲倦乏力、口燥咽干,纳、眠差,二便调。舌淡红边有齿痕,苔少,脉弦细。

中医诊断:不寐。

证候诊断:阴虚火旺。

西医诊断:失眠症。

治法:滋阴降火安神。

方药:孙氏安神定志汤。

生晒参 10g	生黄芪 10g	丹参 10g	银柴胡 10g
地骨皮 10g	制鳖甲 15g	茯神 10g	炒枣仁 12g
生龙齿 15g	大红枣 10g	灯心草 3g	夜交藤 12g
木蝴蝶 10g	龙眼肉 10g	合欢皮 15g	天麻 10g
生甘草 5g			

煎服法:7 剂,水煎取汁 450ml,分早、中、晚三次服,日 1 剂。

二诊:患者诉服完后不寐明显改善,潮热盗汗、头晕耳鸣、口燥咽干、心悸心慌、疲倦乏力症状较前减轻。效不更方,续服7剂。

【按】

　　不寐在《内经》被称为"不得卧""目不瞑"。"卫气日行于阳,夜行于阴,厥气客于脏腑,则卫气行于阳,不得入于阴。行于阳则阳气盛,阳气盛则阳跷满,不得入于阴则阴气虚,故目不瞑。卫气留于阴,不得行于阳。留于阴则阴气盛,阴气盛则阴跷满,不得行于阳则阳气虚,故目闭。"邪气客于脏腑,卫气行于阳而不得入阴者为不寐。不寐者,病在阳不交阴也。基本病机为阴阳失交。一为阴虚不能纳阳,二为阳盛不得入于阴。不寐的病位主要在心,与肝、脾、肾有关。不寐的病理性质有虚、实两面,明代张景岳指出:"不寐证虽病有不一,然惟知邪正二字,则尽之矣。盖寐本于阴,神其主也,神安则寐,神不安则不寐,其所以不安者,一由邪气之扰,一由营气之不足耳。有邪者多实证,无邪者多虚证。"肝郁化火、痰热内扰,心神不安为实;心脾两虚、心胆气虚、心肾不交,心神失养为虚,但久病可表现为虚实兼夹,或为瘀血所致。明代李中梓提出:"不寐之故,大约有五:一曰气虚,一曰阴虚,一曰痰滞,一曰水停,一曰胃不和。"正常睡眠依赖于人体的"阴平阳秘",脏腑调和,气血充足,心神安定,卫气能入于阴。思虑过度,内伤心脾;或体虚阴伤,阴虚火旺;或受大惊大恐,心胆气虚;或宿食停滞,化为痰热,扰动胃腑;或情志不畅,气郁化火,肝火扰神,均能使心神不安而发为不寐。

　　该患者由肝血不足、阴虚内热而致不寐。肝藏血,血舍魂;心藏神,血养心。人卧血归于肝,肝血不足,则魂不守舍;心失所养,加之阴虚生内热,虚热内扰,扰及心神,故心神烦乱、失眠多梦;内热灼伤阴血,心神失养,故心悸不安;血虚无以荣润于上,不能濡养空窍,故见头晕耳鸣、咽干口燥;同时兼见神疲乏力,乃气虚脾弱之象。《素问》曰"阴虚故目不瞑""补其不足,泻其有余,调其虚实,以通其道而去其邪"。故此不寐用孙光荣安神定志汤以滋阴降火,安神定志。

　　孙光荣安神定志汤由经方安神定志丸加减而来。该方祛邪以治标,辅以滋养阴血之品以治本,邪正兼顾,标本同治。方中选用生晒参大补元气、生黄芪补脾益气、丹参养血活血,佐以银柴胡、地骨皮、制鳖甲滋阴清热,茯神、炒枣仁、生龙齿、灯心草、龙眼肉、夜交藤清心养血、安神定志;合欢皮、木蝴蝶兼顾疏肝理气,解郁宁心;夜交藤、天麻滋肾平肝;生甘草调药和中。

诸药合用,使虚火降,阴血充,则心烦失眠、心悸不安、潮热盗汗、头晕耳鸣、疲倦乏力、口燥咽干自除,故以"安神"名之。

案 12. 湿疮 - 湿疹 - 孙氏除湿消疹汤

林某,男,55岁,2019年10月11日初诊。

主诉:反复湿疹3年余,加重5天。

现病史:患者于3年前无明显诱因开始出现湿疹,周身散在性遍布粟粒样大小暗红色皮疹,皮损潮红灼热,瘙痒难耐,渗液流汁,伴身热,心烦,口渴。患者未予以重视,未行系统性诊治,自行予以湿毒清、湿疹药膏外擦后湿疹稍好转,但仍反复发作。5天前湿疹再次复发,患者自觉较前加重,自行用药后效果不明显,遂来就诊。

既往史:无特殊,否认高血压、冠心病、糖尿病等病史。平素有饮酒史。

刻下:精神差,周身散在性遍布粟粒样大小暗红色皮疹,皮损潮红灼热,瘙痒难耐,渗液流汁,伴身热,心烦,口渴,纳差,大便粘池。舌红苔黄厚腻,脉弦滑。

中医诊断:湿疮。

证候诊断:湿热蕴结。

西医诊断:湿疹。

治法:清热解毒,祛湿疗疮。

方药:孙氏除湿消疹汤。

生晒参 10g	生黄芪 10g	丹参 10g	生地黄 10g
赤芍药 10g	蒲公英 15g	土茯苓 30g	金银花 20g
生薏仁 30g	芡实 30g	山慈菇 10g	白鲜皮 12g
地肤子 12g	紫花地丁 10g	皂角刺 10g	全当归 10g
生甘草 5g			

煎服法:5剂,水煎取汁500ml,分早、中、晚三次服,日1剂。

二诊:患者诉服用后瘙痒、渗出较前明显减轻,湿疹逐渐消退。效不更方,续服5剂。

【按】

早在《内经》中就已经有关于湿疹的论述,一般认为"疮"为其急性期的表现。《素问·至真要大论篇》言:"诸热瞀瘛,皆属于火。诸痛痒疮,皆属于心。"隋代巢元方在《诸病源候论》中记载:"诸久疮者为风湿所乘,湿热相搏,故头面身体皆生疮。"其明确指出风、湿、热三邪为主要致病因素。中医学认为,湿疮虽病在表,而与五脏病机相连,内外因素相互作用而发病,内有心火、脾湿为患,外感风湿热邪,内外夹攻而为病。外邪是导致内邪生成的主要因素,内邪又致脏腑阴阳气血功能失调。

该患者因感受湿热之邪,加上平素嗜酒,伤及脾胃,脾失健运,致湿热内生,内外合邪,两相搏结,浸淫肌肤发为湿疮。湿热浸淫,热重于湿,故见皮损潮红灼热,伴身热,心烦口渴;湿热浸淫肌肤则见瘙痒难耐,无休无止,渗液流汁;参合舌脉,舌红,苔黄厚腻,脉弦滑亦为湿热之象。其病机是湿热蕴结,故予以孙氏除湿消疹汤以清热解毒,祛湿疗疮。

孙氏除湿消疹汤以祛湿为主,选用生晒参、生黄芪、丹参益气活血,痒因风也,血行风自灭,然治风者需活血,故以全当归、生地黄、赤芍药养经活血。病本在气血虚,血虚则生燥风,病久则毒、热、湿浊俱生,故以金银花、蒲公英、紫花地丁、山慈菇清热解毒,以地肤子、白鲜皮、土茯苓、生薏仁、皂角刺清热燥湿化痰。生甘草调和诸药。全方共奏解毒祛湿止痒之功。

案13. 梅核气 - 慢性咽炎 - 孙氏润喉化痰方

主诉:咽部异物梗阻感两年余,加重半个月。

现病史:患者于两年前无明显诱因出现咽部异物梗阻感,吞咽不下,咯吐不出,伴胁肋胀满,善叹息、嗳气、反酸、纳差,偶有咳嗽,无声音嘶哑、说话困难、咯血、呕血等不适。患者自行于当地医院口服中药后(具体不详)未见明显缓解,期间每因情志不遂症状加重。半个月前患者自觉症状加重,咽中异物感明显,伴胸胁满闷,善叹息,烦躁、嗳气、反酸、乏力、时有干呕、纳差、眠差,为求进一步诊治,遂来我院门诊就诊。

既往史:无特殊,否认高血压、冠心病、糖尿病等病史。无烟酒等不良嗜好。

刻下:神志清楚,少神,面色萎黄、焦虑面容,四肢乏力,患者自诉咽中如有物梗阻感,吞咽不下,咯吐不出,善太息,心烦,伴胸胁满闷、嗳气、反酸、乏力,时有干呕,纳、眠差、舌红少苔、脉细数。

中医诊断:梅核气。

证候诊断:痰凝气聚,肝肾不足。

西医诊断:慢性咽炎。

治法:降逆化痰,滋补肝肾。

方药:孙氏润喉化痰方。

生晒参 20g	生黄芪 30g	丹参 20g	制首乌 15g
天麻 10g	法半夏 15g	制鳖甲 15g	木蝴蝶 6g
牛膝 15g	茯神 15g	炒枣仁 12g	厚朴 15g
化橘红 6g	阿胶珠 10g	生甘草 8g	

煎服法:7 剂,水煎取汁 500ml,分早、中、晚三次服,日 1 剂。

服完后患者自觉精神好转,情志舒畅,自诉服用药物后咽部异物梗阻感明显减轻,伴胸胁满闷、心烦、嗳气、反酸、乏力好转,纳、寐可。

【按】

梅核气是指以咽中有异物感,如有梅核阻塞,咯之不出、咽之不下,咽喉部无器质性病变的一种常见病症。古代文献最早述及梅核气者为《灵枢》。"心脉……大甚为喉吤""胆病者……嗌中吤吤然数唾"。吤通介,乃介蒂之介,实为异物感。最早述及梅核气治疗方药者为汉代张仲景书著《金匮要略·妇人杂病脉证并治》。其指出:"妇人咽中如有炙脔,半夏厚朴汤主之。"最早以梅核之状形容本病,见于宋代《太平惠民和剂局方》。其卷四云:"四七汤,治喜怒忧思悲恐惊之气结或痰涎,状如破絮,或如梅核,在咽喉之间,咯不出,咽不下,此七情之所为也。"故中医肝病、中医咽喉疾病、中医精神疾病中均可见此病证。而现代医学称为咽异感症,又常被诊为咽部神经官能症,或称咽癔症、癔球,属咽的精神性疾病范畴。该病多发于中老年人,尤以女性患者多见。梅核气主要因情志不畅,肝气郁结,肺胃宣降失常,津液输布失常,聚而成痰,痰气相搏阻于咽喉,治宜降逆化痰,行气散结,滋补肝肾。

此方以生晒参、生黄芪、丹参益气活血,为君药;以制首乌、天麻、制鳖甲、阿胶珠滋补肝肾、养血补脑,以法半夏、厚朴行气散结,共为臣药。咽有异物梗阻感,形象喻为"猫抓喉咙",孙光荣教授言,本病还未到梅核气这一步,以木蝴蝶清利咽喉即可。以茯神、炒枣仁安神定志,治疗失眠,化橘红理气化痰,生甘草调和诸药。全方能理气散结,降逆化痰,滋补肝肾。孙光荣教授曰:"凡古方言某药,治无名肿毒者,皆可治今日之癌症也。因古方无癌症之名,而以无名肿毒概言之,此不传之秘也。"

案14. 哮病 - 支气管哮喘 - 孙氏化痰降逆汤

王某,男,67岁,2018年5月20日初诊。

主诉:反复咳嗽、气喘10年余,复发加重1天。

现病史:患者于10年前无明显诱因开始出现咳嗽、咯痰、气促、喘息不能平卧,每次发作都于当地医院住院治疗,予以抗过敏、解痉等对症处理后好转后出院。1天前患者再次出现咳嗽、咯黄白色黏浊痰、呼吸稍急促、胸膈满闷、喘息不能平卧,伴心慌、心悸、乏力、口苦,纳、眠差,遂于我院急诊就诊,以支气管哮喘急性发作收入住院。

既往史:既往有哮喘病史10年余,余无特殊,否认高血压、冠心病、糖尿病等病史。否认烟、酒等不良嗜好。

刻下:精神差,面色稍红,咳嗽,咯黄白色黏浊痰,痰少难咯,胸膈满闷,喘甚不能平卧,伴心慌、心悸、乏力、口苦,纳、眠差,舌暗红有齿痕,苔黄腻,脉弦滑。查体:呼吸稍急促,唇绀,桶状胸,肺部可闻及湿啰音及哮鸣音,喉间可闻及痰鸣音。

中医诊断:哮病。

证候诊断:痰热内阻。

西医诊断:支气管哮喘。

治法:清热宣肺,化痰定喘。

方药:孙氏化痰降逆汤。

生晒参30g	生黄芪30g	丹参25g	荆芥穗15g
法半夏15g	苦杏仁12g	炙冬花15g	炙紫菀15g
桑白皮20g	广陈皮15g	金银花10g	辛夷花8g
云茯神12g	蒲公英12g	炒枣仁12g	阿胶珠10g
麦冬12g	生甘草8g		

煎服法:7剂,急煎,水煎取汁400ml,温药顿服,日1剂。

服完后患者自觉咳嗽、喘息、气短症状明显减轻。

【按】

哮病是一种发作性的痰鸣气喘疾病。发作时喉中有哮鸣声,胸闷,呼吸气促困难,甚则喘息不能平卧。《内经》虽无哮病之名,但其中关于喘鸣的记载,与哮病发作特点类似。《金匮要略》将本病称为"上气",不仅具体描述了其发作时的典型症状,提出了治疗方药,而且从病理上将其归属于痰饮病中的"伏饮",堪称后世顽痰伏肺为哮病夙根的渊薮。元代朱丹溪创"哮喘"病名,阐明病机专主于痰,提出"未发以扶正气为主,既发以攻邪气为急"的治疗原则,不仅把本病从笼统的"喘鸣""上气"中分离出来,成为一个独立的病名,而且确定了本病的施治要领。明代《医学正传》进一步对哮与喘做了明确区分。后世医家鉴于哮必兼喘,故一般通称"哮喘",为与喘病区分故定名为"哮病"。

哮病的病位主要在肺,涉及脾、肾。其发生为痰饮内伏,复感外邪、劳倦等诱因感触而发,以致痰阻气道,肺失肃降,肺气上逆,痰气搏击而发出痰鸣气喘声,反复不已。发作时,痰随气升,气因痰阻,相互搏结,阻塞气道,气机升降不利,以致呼气不畅,气息喘促,咽喉哮吼痰鸣。邪蕴肺络,肺气壅塞不畅,胸部室闷。肺气不宣,致心血瘀阻,可致肢端、颜面发绀。邪盛正衰,气阳外脱,可见汗出、肢冷、面色白、脉微等喘脱危候。西医学的支气管哮喘、喘息性支气管炎或其他急性肺部过敏性疾病所致的哮喘,均可参考本病辨证论治。治法应当"发则治其标,平时治本"。

此方,孙光荣教授以生晒参、生黄芪、丹参益气活血,荆芥穗、法半夏、广陈皮祛风化痰,炙冬花、炙紫菀、麦冬、桑白皮清热化痰止咳,蒲公英、金银花、辛夷花清肺中蕴热兼透表,云茯神、炒枣仁、阿胶珠敛心安神,生甘草调和诸药。孙光荣教授曰:"古代郎中不治喘,治喘易丢脸。"言喘证之难治也。孙光荣教授治喘之法,乃益气活血为君,清热化痰为臣,宣肺止咳为佐,生甘草为使,对喘病日久、气血亏虚者,加阿胶珠补益气血。诸药和奏彰显奇效。

案 15. 咳嗽 - 慢性阻塞性肺疾病 - 孙氏射干麻黄汤

张某,女,60 岁,2019 年 4 月 6 日初诊。

主诉:反复咳嗽 10 年余,加重 3 个月。

现病史:患者于 10 年前因受凉后开始出现咳嗽,夜间咳甚,痰鸣如蛙,咯白色泡沫痰,胸膈满闷如窒,面色晦暗无光泽,渴喜热饮。遂于当地诊所就诊,先后三次住院治疗,静脉滴注头孢类抗生素,症状时好时坏,咳嗽不止,反复发作。3个月前患者因天气变化感冒后诱发,咳嗽、胸闷加重,为求进一步诊治,遂来就诊,完善胸片提示肺纹理增粗,血常规示白细胞正常。

既往史:否认高血压、冠心病、糖尿病等病史。平素无吸烟、饮酒等不良嗜好。

刻下:精神欠佳,面色晦暗无光泽,咳嗽,夜间咳甚,痰鸣音明显,咯白色泡沫痰,伴胸闷,渴喜热饮,疲倦乏力,纳差,大便偏稀。舌质暗淡苔白腻,脉沉迟。

中医诊断:喘证。

证候诊断:寒痰伏肺,肺脾亏虚。

西医诊断:慢性阻塞性肺疾病。

治法:宣肺化痰,降气止咳。

方药:孙氏射干麻黄汤。

生晒参 10g	生黄芪 30g	丹参 10g	麻黄 6g
细辛 3g	射干 15g	紫菀 15g	款冬花 15g
法半夏 12g	五味子 6g	红枣 10g	生姜 2片
生甘草 5g			

煎服法:5剂,水煎取汁450ml,分早、中、晚三次服,日1剂。

二诊:患者诉服用后精神较前好,夜间咳嗽减少,喉中痰鸣消失,起床后仍有少许咳嗽,咯痰较前减少,纳增,二便调。嘱继续服用7剂。

【按】

《素问·宣明五气论篇》曰:"五气所病……肺为咳。"咳嗽的病位主要在肺,而"五脏六腑,皆令人咳,非独肺也",说明外邪犯肺可致咳,其他脏腑受邪,功能失调而影响于肺者亦可致咳。脏腑功能失调,以致津液凝聚成痰,伏藏于肺,成为哮喘之"夙根",又由各种诱因(如气候、饮食、劳累等)诱发,其中尤以气候变化为主。《景岳全书·喘促》曰:"喘有夙根,遇寒即发,或遇劳即发者,亦名哮喘。"病理因素以痰为主,朱丹溪说:"哮喘专主于痰。发病时,痰阻气闭,以邪实为主。"

该患者有久咳病史,寒痰伏肺,因外感或气候变化,诱发痰饮,痰气交阻,痰气相击,故患者咳嗽,夜间咳甚,喉间痰鸣明显,咯白色泡沫痰;阴盛于内,故阳气不能宣达,见面色晦滞,渴喜热饮;肺气郁闭,不得宣发肃降,故见胸膈满闷如窒。而舌质淡暗、苔白腻,脉沉迟亦为寒象。其病机为寒痰伏肺,肺脾亏虚,故予孙氏射干麻黄汤宣肺化痰,降气止咳。

对于痰鸣久咳患者,孙光荣教授善用射干麻黄汤,但有所增减。汉代张仲景在《金匮要略》中指出:"咳而上气,喉中水鸡声,射干麻黄汤主之。"患者年长久咳,方中选用生晒参、生黄芪、丹参益气活血,扶正祛邪;细辛、法半夏、生姜温肺散寒而化水饮;麻黄宣肺平喘,紫菀、款冬花、射干化痰利咽;五味子收敛耗散之肺气,敛肺止咳。

案16. 腰痛 - 腰椎间盘突出症 - 孙氏腰痛方

李某,女,60岁,2017年12月25日初诊。

主诉:腰腹部冷痛1年余,复发加重1周。

现病史:患者于1年前受寒后出现腰骶部冷痛重着,辗转不利,继而恶寒,腹部冷感,大便稀溏,小便清长。曾在针灸科进行温针治疗,症状时好时坏,期间遇寒冷和阴雨天则加重。1周前患者受凉后上述症状加重,腰骶部冷痛重着,辗转不利,逐渐加重,静卧病痛不减,伴腹部冷痛,肢冷,小便清长,大便稀溏,喜热饮,无汗出、肌肉酸痛、发热等不适,遂于我院门诊就诊。

既往史:无特殊,否认高血压、冠心病、糖尿病等病史。吸烟10年余,每天10支。否认饮酒等不良嗜好。

刻下:患者面色少华,神差懒言,腰骶部冷痛重着,辗转不利,伴腹部冷痛,肢冷畏寒,小便清长,大便稀溏,纳少,舌淡暗有齿痕,苔白腻,脉沉细而迟缓。

中医诊断:腰痛。

证候诊断:寒湿瘀阻,脾肾阳虚。

西医诊断:腰椎间盘突出症。

治法:散寒通络,温补脾肾。

方药:孙氏腰痛方。

生晒参 30g	生黄芪 30g	丹参 25g	茯神 12g
炒枣仁 12g	益母草 15g	川杜仲 15g	川牛膝 10g
络石藤 20g	山萸肉 20g	肉桂 10g	净水蛭 6g

車前子 20g　　桑寄生 15g　　丹参 20g　　　阿胶珠 15g

生甘草 8g

煎服法：10 剂，水煎取汁 400ml，分早、中、晚三次服，日 1 剂。

二诊：患者自述服药后自觉精神较前好转，腰腹部冷感减轻，二便可，但诉腰骶部仍感疼痛重着，辗转不利，舌淡暗苔白，脉沉细。孙光荣教授认为，此寒非温阳能解决，重在阳虚血瘀，原方去络石藤，加路路通，与参、芪、阿胶珠同用，重在补气血通络以祛寒。续服 7 剂，日 1 剂，日温服三次。

三诊：患者腰骶部冷痛基本消失，活动可，脸色红润有光泽，纳、寐可，二便调，舌淡苔薄白，脉滑。嘱避风寒，忌冰冷食物，加强运动。后随访 1 年，患者病无复发。

【按】

腰痛又称"腰脊痛"，是以腰部疼痛为主要症状的疾病。腰痛在历代医籍中均有论述，早在《素问·脉要精微论篇》中："腰者，肾之府，转摇不能，肾将惫矣。"《金匮要略》开始对腰痛进行辨证论治，创肾虚腰痛用肾气丸、寒湿腰痛用干姜苓术汤治疗，两方一直为后世所重视。《证治汇补·腰痛》指出："唯补肾为先，而后随邪之所见者以施治，标急则治标，本急则治本，初痛宜疏邪滞，理经隧，久痛宜补真元，养血气。"这种分清标本先后缓急的治疗原则，对临床很有意义。

该患者素体阳虚，脾肾不足，加之受凉后遇寒侵袭，腰为肾之外府，故首见腰骶部冷痛，肢冷。寒为阴邪，收引凝滞，犯足太阳膀胱经，故见小便清长。由于患者阳气不足以抵御寒湿，寒湿进一步内传至足太阴脾经，因而不仅表现为腰部冷痛重着，同时腹部亦冷痛，喜热饮，大便稀溏，纳少。舌质淡暗有齿痕，苔白腻，为寒湿凝滞血脉、脉络不通之象，遇寒冷和阴雨天则加重。故治法应当散寒祛湿，温经通络，温补脾肾。

孙光荣教授认为，此病不但要补肝肾，更需要补气调血，散寒通络，活血化瘀。故以生晒参、生黄芪益气健脾，阿胶珠滋阴补血，山萸肉、川杜仲、桑寄生补肾阳壮筋骨，肉桂补元阳，丹参、益母草、川牛膝、净水蛭活血化瘀，车前子祛湿。全方体现了孙光荣教授"调气活血抑邪"的治疗原则，从处方用药上也体现了孙老注重精气神的调治，因而患者不但症状得以改善，而且从精神、体力及全身情况全方位得到调理。

第三部分

临证实战

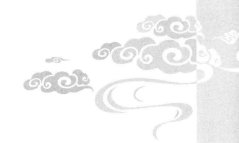

第三章　临证验案

第一节　痞　满

案 1. 痞满 - 功能性消化不良 - 参苓白术散

黄某,女,66岁,退休干部,四川省泸州市人,2012年12月9日初诊。

主诉:反复胃脘部饱胀不适5年余。

现病史:患者自2007年4月起无明显诱因出现胃脘部饱胀不适,时轻时重,伴食欲欠佳,神疲乏力,嗳气,口苦口干,大便稀溏,舌淡红苔白厚腻,脉细。到当地中、西医医院求诊,曾予以半夏泻心汤及促胃肠动力药物治疗,收效甚微,遂来我院就诊。

刻下:见神清,精神欠佳,面色萎黄,舌淡红苔白厚腻。察其体,腹部平坦,全腹未见胃肠型及蠕动波,无腹壁静脉曲张,腹软,无压痛、反跳痛及肌紧张。肝脾未扪及,墨菲征阴性,麦氏征阴性,肝肾区无叩击痛,移动性浊音阴性,肠鸣音活跃,无气过水声。诊其脉细。辅助检查:胃镜报告示慢性浅表性胃炎。血常规、肝肾功能、便常规、尿常规、腹部B超未见异常。

中医诊断:痞满。

证候诊断:脾胃虚弱,湿滞肠道。

西医诊断:功能性消化不良。

治法:健脾除湿,消痞除满。

方药:参苓白术散加减。

党参 30g	麸炒白术 30g	茯苓 30g	山药 30g
木香 15g	莲子 30g	薏苡仁 15g	炒白扁豆 30g
桔梗 20g	陈皮 15g	砂仁^{后下} 10g	荷叶 20g
苏叶 30g	芦根 30g	甘草 15g	

煎服法:水煎服,共 7 剂,日 1 剂,分 3 次服用。

二诊:患者服用 7 剂后,餐后胃脘部饱胀不适明显缓解,坚持服用 1 个月后痊愈。随访 3 个月无复发。

【按】

功能性消化不良是指排除器质性疾病,由上消化道功能紊乱所引起的上腹部不适或者疼痛的临床症状群。该疾病在临床上是一种最常见的功能性胃肠病。它没有特征性的临床表现,常常以某一个或者某一组症状为主。中医学将其归为"胃脘痛""心下痞"等范畴。本例患者自 2007 年 4 月起无明显诱因出现胃脘部饱胀不适,时轻时重,伴食欲欠佳、神疲乏力、嗳气、口苦口干、大便稀溏,舌淡红苔白厚腻,脉细。考虑其病机为脾胃虚弱,湿滞肠道。《脾胃论》曰:"百病皆由脾胃衰而生。"《素问·阴阳应象大论篇》曰:"浊气在上,则生䐜胀。"该患者年老体弱,病程长,脾胃虚弱为本,湿阻气滞为标。因此,该病的治疗应以益气健脾为原则,佐以化湿行气消滞。初诊予以参苓白术散加减。患者服用 7 剂后,餐后胃脘部饱胀不适明显缓解,坚持服用 1 个月后痊愈。随访 3 个月无复发。

对该例患者的诊治亮点是在参苓白术散的基础上加入苏叶 30g 以行气宽中,荷叶 30g 以利湿和胃、健脾升阳,芦根 30g 以清热生津。这也是陈绍宏教授的用药经验。

案 2. 痞满 - 慢性浅表性胃炎伴糜烂 - 半夏泻心汤合柴胡疏肝散

宋某,男,35 岁,服装设计师,四川省泸州市合江县人,2013 年 5 月 16 日初诊。

主诉:反复胃脘部胀满不适两个月。

现病史:两个月前患者酗酒后出现胃脘部胀满不适,患者未予以重视,未治疗。此后患者胃脘部胀满症状逐渐加重,常自觉有气上冲,伴嗳气及烦躁汗出,无反酸烧心,伴大便干结,2~3 日一行,纳、眠可。为求系统诊治,就诊于我院。

辅助检查:胃镜示慢性浅表性胃炎伴糜烂。血常规、肝肾功能、输血前检查等生化指标未见异常。

刻下:胃脘部胀满不适,自觉有气上冲,伴嗳气及烦躁汗出,无反酸烧心,伴大便干结,2~3 日一行,纳、眠可。诊见其舌淡胖苔薄黄,脉弦。

中医诊断:痞满。

证候诊断:木旺乘脾,肝脾不和。

西医诊断:慢性浅表性胃炎伴糜烂。

治法:疏肝理气,健脾和胃。

方药:半夏泻心汤合柴胡疏肝散加减。

黄芩 12g	黄连 6g	干姜 20g	党参 20g
炙甘草 12g	柴胡 20g	枳壳 30g	白芍 30g
半夏 20g	鸡内金 15g	砂仁后下 12g	陈皮 15g
焦神曲 30g	厚朴 30g		

煎服法:7 剂,水煎取汁 450ml,分三次服用,日 1 剂。

二诊:诉胃脘胀满症状较前减轻,烦躁汗出消失。效不更方,予上方再服 7 剂,胃脘胀满基本消失,虑无大碍,即停药。

【按】

《伤寒论·辨太阳病脉证并治》曰:"但满而不痛者,此为痞,柴胡不中与之,宜半夏泻心汤。"结合临床症状,此患者乃肝失条达,郁结在里,进而影响了脾胃的运化功能,致使脾胃升降功能失常,胃气上逆。其症状以胃脘部胀满、自觉有气上冲、大便干等胃失和降的表现为主。故治疗以疏肝理气、健脾和胃为主,用半夏泻心汤合柴胡疏肝散加减,使肝气条达,郁结消散,故脾升胃降之功得以正常发挥。加用砂仁、焦神曲、鸡内金以健脾消食除胀。

案 3. 痞满 - 慢性萎缩性胃炎伴糜烂 - 白虎加苍术汤合不换金正气散

盈某,女,47 岁,公务员,四川省泸州市人,2012 年 9 月 11 日初诊。

主诉:胃脘部胀满伴便溏 3 个月。

现病史:3 个月前无明显诱因出现胃脘部胀满不适,伴口苦口臭、烦渴引饮、便溏、四肢困重,反复到当地医院就诊,症状稍缓解但经常反复发作。既往有糖尿病病史 5 年余,平素血糖控制可;有慢性胃炎病史 6 年。为求进一步诊治,就诊于我院门诊。门诊胃镜提示慢性萎缩性胃炎伴糜烂,肠镜提示慢性直肠炎。糖化血红蛋白轻度增高,血常规、肝肾功能等检查未见异常。

刻下:声音洪亮,诉胃脘部胀满不适,伴口苦口臭、烦渴喜饮,大便稀溏,每日 2~3 次,四肢困重乏力,舌质红苔黄厚腻、边有齿痕,脉细滑数。

中医诊断:痞满。

证候诊断:胃火燔炽,湿热中阻。

西医诊断:①慢性萎缩性胃炎伴糜烂;②慢性直肠炎;③2 型糖尿病。

治法:清泻胃火,化湿和中。

方药:白虎加苍术汤合不换金正气散。

生石膏先煎30g	知母 12g	炒苍术 30g	厚朴 30g
黄连 8g	黄芩 12g	茯苓 20g	姜半夏 20g
陈皮 15g	蒲公英 30g	藿香 30g	佩兰 30g
砂仁后下10g	焦山楂 30g	神曲 30g	

煎服法:每日 1 剂,煎汤 450ml,分 3 次口服,予 7 剂,并嘱忌食生冷、油腻、甜食补品。

二诊(9 月 18 日):诉胃脘部胀满、口苦口臭及烦渴喜饮症状较前改善,查其舌苔黄腻,脉细微数,此乃阳明胃火渐清,湿热之邪缠绵于里所致,治宜清化湿热为主,理气和中为辅,于原方基础上去石膏、知母加茵陈 30g、枳壳 15g,予 7 剂。

三诊(9 月 25 日):诉腹部稍感胀满,余未感不适,查其舌淡苔微黄,脉细数,遂投香砂六君子汤加减治疗,具体方药如下:

木香 10g	砂仁后下15g	党参 30g	炒白术 30g
法半夏 20g	陈皮 15g	茯苓 30g	黄连 6g
枳壳 30g	焦曲 30g	藿香 30g	甘草 12g

煎服法:每日 1 剂,煎汤 450ml,分 3 次口服,予 10 剂,诸症消失。

【按】

患者虽有多年的糖尿病病史,但结合患者临床症状可知其乃"胃火亢盛、湿热留恋"之候,而非常见的"阴虚为本,燥热为标"表现。实则泻之,故治疗上寒、温齐施,芳化与消导并用,既清阳明亢盛之火,又化太阴氤氲之湿,使亢盛之火得清,湿热之邪得化,而诸症缓解。胃火易清,而湿性缠绵,故续予不换金正气散以清化湿热。久病必伤脾,故予香砂六君子汤以健脾助运,行气化滞,以蠲其疾。

案 4. 痞满 - 慢性萎缩性胃炎 - 归脾汤

王某,女,50 岁,农民,四川省泸州市叙永县人,2011 年 7 月 25 日初诊。

主诉:胃脘痞满不适 5 年。

现病史:5 年前患者无明显诱因出现胃脘部胀满不适,伴心中懊恼,嗳气,心悸不适,间断在当地医院门诊治疗,长期服用健脾消胀、疏肝理气、活血化瘀类中药治疗,症状时轻时重,反复缠绵,久治不愈,近年来上述症状反复加重。为求进一步诊治,遂来我院门诊求治。

刻下:心下痞满,心中懊恼,嗳气,心悸,面色少华,疲倦乏力,纳少,便溏,舌淡苔薄白,脉细缓。胃镜示慢性萎缩性胃炎,心电图检查未见异常。

中医诊断:痞满。

证候诊断:脾阳不振,心气不足。

西医诊断:慢性萎缩性胃炎。

治法:温补脾阳,益气养心。

方药:归脾汤。

党参 30g	黄芪 40g	白术 30g	茯苓 30g
当归 20g	龙眼肉 30g	酸枣仁 30g	远志 30g
麦冬 30g	干姜 20g	附子^{先煎}30g	炙甘草 15g
陈皮 6g	升麻 12g	砂仁^{后下}10g	

煎服法:每日 1 剂,煎汤 450ml,分三次服,予 10 剂。

二诊:患者上腹痞满、心悸不适减轻。继上方减附子、升麻,加五味子 15g,服 15 剂,胃病痞满痊愈。

【按】

阳明中土乃水火交会之处。心下为阳明之部分,心火宣布其化之地。君火之气,化血下行,随冲脉以藏于肝,即从心下而起。肾水之阳,化气上行,随冲脉以交于肺,由肺散布于肌肤。亦从心下而出。唐容川在《血证论》中指出:"盖此地为阳明中土,乃水火血气上下往来之都会也,火降血行,气上水布,若火不降,血不下,气不布,水不散而结于此为痞满。"特别是心血亏耗,心失所养,心火独盛,营血大亏之心病患者,不仅胸闷、气短,而且常有心下痞满、心悸、胀满、纳少、乏力之症状。若按胃病治痞罔效,则此为母病及子,火不生土,宜治火而救土,方显效果。

案 5. 痞满 - 慢性非萎缩性胃炎伴糜烂 - 半夏泻心汤

冯某,女,65 岁,农民,四川省泸州市人,2010 年 6 月 2 日初诊。

主诉:胃脘部胀满不适 6 个月余。

现病史:患者 6 个月前无明显诱因出现胃脘部胀满不适,伴烧灼感,嗳气、反酸,疲倦乏力,汗出,眠差,纳可,小便频多,灼热,大便调。曾多次于当地门诊就医,药物治疗(西药,具体不详),症状未见明显改善。

刻下:见神清,精神尚可,面红目赤,胃脘部胀满不适,伴烧灼感,嗳气、反酸,疲倦乏力,盗汗,眠差,纳可,小便频多,灼热,大便调,舌淡苔薄白,脉细弱。察其体:腹平坦,全腹未见胃肠型及蠕动波,无腹壁静脉曲张。腹软,剑突下轻压痛,无反跳痛及肌紧张,肝脾肋下未扪及,墨菲征阴性,麦氏征阴性,肝肾区无叩击痛,移动性浊音阴性,肠鸣音 4~5 次/min,无气过水声。辅助检查:血常规,肝肾功能,便常规、尿常规均未见异常。胃镜报告:慢性非萎缩性胃炎伴糜烂。心电图:窦性心律;正常心电图。腹部彩超未见明显异常。

中医诊断:痞满。

证候诊断:寒热错杂。

西医诊断:慢性非萎缩性胃炎伴糜烂。

治法:平调寒热。

方药:半夏泻心汤加减。

法半夏 20g	酒黄芩 12g	酒黄连 6g	干姜 20g
党参 30g	大枣 30g	白术 30g	麸炒苍术 30g
姜厚朴 30g	甘草 12g	桂枝 20g	浮小麦 30g
麻黄根 30g	金樱子肉 30g		

煎服法:每日 1 剂,煎汤 450ml,分三次服,予 4 剂。

二诊:患者服药 4 剂后,胃脘部胀满及烧灼感明显好转,仍感小便灼热,偶感头闷痛。继续予以半夏泻心汤加减(法半夏 20g,酒黄芩 12g,酒黄连 8g,干姜 20g,党参 30g,大枣 20g,白术 30g,麸炒苍术 30g,姜厚朴 30g,盐车前子(包煎)20g,炙甘草 12g,桂枝 20g,炒金樱子肉 20g,麻黄根 30g,

浮小麦 30g,白茅根 30g,藁本 20g,葛根 40g,羌活 15g)。

三诊:患者服药 4 剂后,诸症向愈,守方 3 剂而愈。

【按】

半夏泻心汤出自张仲景《伤寒论》。书中第 149 条曰:"呕而肠鸣,心下痞者,半夏泻心汤主之。"本病属于中医学"胃痞"范畴。由于饮食不节或情志不畅,肝失疏泄,气郁化火,气机阻滞,脾失健运,胃失和降,升降失职,胃脘部胀满;治疗宜寒热平调,消痞散结。初诊予以半夏泻心汤加减。方中酒黄芩、酒黄连苦寒泻热,干姜、半夏辛温散寒,寒热并用,辛开苦降。浮小麦、麻黄根固表止汗,益气安眠。二诊时,患者仍感小便灼热,偶感头闷痛,加用白茅根 30g、藁本 20g、葛根 40g、羌活 15g,除湿通淋,祛风止痛。三诊时,巩固疗效,守方 3 剂而愈。

案 6. 痞满 - 慢性浅表性胃炎 - 升阳益胃汤

卢某,女,36 岁,销售,四川省泸州市人,2014 年 11 月 24 日初诊。

主诉:腹胀纳差 1 年,加重半个月。

现病史:患者 1 年前因家庭纠纷生气后开始出现上腹部及脐腹部饱胀不适,餐后加重,甚则胀痛,嗳气或矢气后可暂缓;时有上腹烧灼感,饮食渐减少,伴反酸,大便常先干后溏;间断中西药治疗,上症时轻时重。半个月前因情志不畅上症加重而求诊于我院。

刻下:上腹部及脐腹部饱胀不适,按之无疼痛,纳差,伴反酸,时有上腹烧灼感,大便稀溏,日 1~2 次,头晕乏力,四末不温,口渴咽干,舌质淡胖,边有齿印,苔黄腻,舌下脉络青紫纡曲,脉沉细稍数。

中医诊断:痞满。

证候诊断:脾肾阳气亏虚。

西医诊断:慢性浅表性胃炎。

治法:健脾补肾升阳,清热化湿降浊。

方药:升阳益胃汤。

黄芪 40g	白术 30g	茯苓 30g	制附片^{先煎}20g
柴胡 15g	葛根 30g	枳壳 30g	旋覆花 30g^{包煎}
檀香 10g	法半夏 20g	黄连 8g	蒲公英 30g

苍术 15g　　　丹参 15g

煎服法:予 5 剂,水煎取汁 450ml,每日 3 次。

二诊:上方服 5 剂后反酸、灼热及口渴咽干消失,腹胀减轻,黄腻苔变薄,前方去蒲公英,加淫羊藿 15g,再续 3 剂。

三诊:上方服 3 剂后,腹胀明显减轻,饮食增加,大便正常。守方服 7 剂,腹胀消,诸症悉除。

【按】

该患者既有脾肾亏虚的表现,又有肝胃湿热内蕴之征,既有气机郁滞不行之症,又有瘀血阻络的征象,故本证为寒热错杂、气血同病之证,故治之以寒温并用、气血并调。黄芪、白术、茯苓、制附片温补脾肾,黄连、蒲公英合苍术、法半夏清热燥湿,以柴胡、葛根疏肝、升发清阳,枳壳、旋覆花降气泄浊,与柴胡、葛根相伍升降相因,以降促升。患者病久,舌下脉络青紫纤曲,提示气滞血瘀,故加丹参、檀香以化瘀。全方寒温并用,气血同治,升降并调,使脾升胃降,气血调和,正合“治中焦如衡,非平不安”之旨。二诊湿热减轻,故去蒲公英而加淫羊藿以补肾阳,乃扶正祛邪之法。

案 7. 痞满 - 慢性萎缩性胃炎伴糜烂 - 半夏泻心汤合旋覆代赭汤

王某,男,48 岁,务工人员,四川省泸州市人,2013 年 10 月 18 日初诊。

主诉:胃脘胀满不适 3 年,复发加重两个月。

现病史:患者 3 年前无明显原因及诱因出现胃脘部胀满不适,与进食无明显关系,偶有胃脘部疼痛,以胀痛为主,喜揉喜按,伴嗳气、呃逆,饮食不佳,大便干燥,间断服用西医治疗(具体不详),症状未见明显缓解。两个月前,患者无明显原因及诱因出现上述症状加重,遂来我院就诊。

刻下:胃脘部胀满不适,偶有疼痛,伴嗳气、呃逆,口干,大便干燥,身软乏力,消瘦,舌红苔薄白,脉沉细。胃镜提示慢性萎缩性胃炎伴糜烂。

中医诊断:痞满。

证候诊断:脾虚胃热,寒热互结,虚实夹杂。

西医诊断:慢性萎缩性胃炎伴糜烂。

治法:辛开苦降,平调寒热,和胃消痞,理气止痛。

方药:半夏泻心汤合旋覆代赭汤。

法半夏 20g	黄芩 12g	炮姜 10g	白芍 30g
木香 15g	枳实 10g	槟榔 10g	丹参 15g
炙甘草 15g	黄连 8g	党参 20g	白芷 30g
陈皮 12g	焦山楂 15g	炒麦芽 15g	

煎服法:予 7 剂,水煎取汁 450ml,每日 3 次。

二诊:服药 7 剂后,胃脘部胀满较前缓解,食纳较前好转,守方 10 剂,诸症悉除。

【按】

此患者病程较长,症状以胃脘痞满为主,乃由脾失健运、胃纳失职、胃气不降所致。故见胃脘饱胀,痞满作痛,食欲不振,嗳气、呃逆。今胃既失和降,脾运亦滞,水谷不能化为精微,周身失养而日渐衰弱,而半夏泻心汤是治心下痞的代表方。旋覆代赭汤为仲景治疗气虚作痞、噫气不除之主方。白芍缓中养阴、解痉止痛;丹参、木香、白芷行气消滞,和血散瘀;陈皮、焦山楂、炒麦芽醒脾开胃,消食导滞;枳实、槟榔配伍清解胃热,通腑泄气,与方中他药配伍,可增强解郁降气之效。纵观全方,寒热并用,苦辛并进,补泻兼施,标本兼治,共奏消痞止痛之功。

案 8. 痞满 - 慢性非萎缩性胃炎伴糜烂 - 藿朴夏苓汤

秦某,女,60 岁,退休职工,四川省泸州市人,2014 年 4 月 18 日初诊。

主诉:胃脘饱胀不适 1 年,复发加重 1 个月。

现病史:患者 1 年前无明显原因及诱因出现胃脘部胀满不适,进食后加重,偶有胃脘部疼痛,以胀痛为主,伴嗳气、口淡无味,口中黏腻,饮食不佳,眠可,倦怠乏力,大便不成形,自行于当地中医诊所就诊,口服中药后症状未见明显缓解。1 个月前,患者无明显原因及诱因出现上述症状加重,遂来我院就诊。

刻下:胃脘部胀满不适,进食后加重,偶有胃脘部疼痛,以胀痛为主,伴嗳气、口淡无味,口中黏腻,饮食不佳,眠可,倦怠乏力,大便不成形,每日 2~3 次,舌淡胖,苔微黄厚腻,脉滑。胃镜提示慢性非萎缩性胃炎伴糜烂。

中医诊断:痞满。

证候诊断:湿热中阻,气机不通。

西医诊断:慢性非萎缩性胃炎伴糜烂。

治法:清热化湿,和胃消胀。

方药:藿朴夏苓汤。

藿香 30g	厚朴 30g	淡豆豉 30	杏仁 15g
法半夏 20g	豆蔻 20g	薏苡仁 30g	猪苓 20g
盐泽泻 20g	干姜 20g	细辛 10g	泽泻 15g
赤芍 30g	炙甘草 12g		

煎服法:予 7 剂,水煎取汁 450ml,每日 3 次。

二诊:服药 7 剂后,胃脘部胀满、疼痛较前缓解,食纳较前好转,大便较成形,守方 12 剂,诸症悉除。

【按】

藿朴夏苓汤出自《医原》,能宣通气机,燥湿利水,原方主要用于湿温病,邪在气分而湿偏重者,现代临床运用广泛。患者以胃脘胀满不适、口中黏腻、舌淡胖、苔微黄厚腻、脉滑为主要表现,是由湿热阻滞中焦、脾胃升降失调所致,神疲乏力并非气虚失养,与湿郁而气不行有关。方中藿香、豆蔻芳香化湿;厚朴、法半夏燥湿运脾;杏仁开泄肺气,通调水道;猪苓、泽泻、薏苡仁淡渗利湿,使湿从下走。《金匮要略》云:"病痰饮者,当以温药和之。"取干姜即是此意;细辛、赤芍能化瘀通络止痛,有效缓解胃痛。

第二节 胃 痛

案 1. 胃痛 - 十二指肠球部溃疡 - 柴胡疏肝散

潘某,女,23 岁,学生,无烟酒嗜好,四川省泸州市人,2015 年 4 月 11 日初诊。

主诉:反复胃脘部疼痛 1 年,复发加重 3 周。

现病史:患者近 1 年来时有胃脘疼痛,近 3 周因患者学习考试压力大,情绪烦躁易怒,胃脘部疼痛加剧,伴胁肋部疼痛,嗳气,嗳气、矢气则痛舒,纳、眠差,大便不畅,小便调。胃镜检查示十二指肠球部溃疡。经西医治疗两周后,疼痛有所缓解,但仍有胃脘部疼痛伴胁肋部疼痛。故于今日来诊。

刻下:胃脘部疼痛伴胁肋部疼痛,以胀痛为主,嗳气、矢气则痛舒,解大便不畅,小便调。中医望闻切诊:神志清,精神差,神情焦虑,不欲言语,舌苔薄白,脉弦。

中医诊断:胃痛。

证候诊断:肝气郁结,横逆犯胃,胃失和降。

西医诊断:十二指肠球部溃疡。

治法:疏肝理气,和胃止痛。

方药:柴胡疏肝散。

柴胡 20g	白芍 30g	制香附 20g	川芎 15g
郁金 20g	木香 10g	枳壳 30g	陈皮 15g
佛手 20g	炙甘草 12g		

煎服法:4 剂,水煎取汁 450ml,分 3 次服。嘱患者按时饮食,禁食生冷及酸性食物。若胃痛甚,可饭后半小时服药。

二诊:2015 年 4 月 17 日。患者诉上药服用后当天胃痛缓解,服用 1 周后则痛止。现症见:嗳气频繁,口干口苦,舌红苔薄黄,脉弦数。改用丹栀逍遥加减,处方如下:

柴胡 20g	制香附 20g	陈皮 15g	吴茱萸 10g
旋覆花 20g	沉香 20g	丹皮 15g	栀子 15g
炙甘草 12g			

煎服法:5 剂水煎服,日 1 剂,分 3 次服。

【按】

周学海言:"凡脏腑十二经之气化,皆必藉肝胆之气以鼓舞之,始能调畅而不病。"若非肝木疏泄,脾土则不得运化而升清。脾胃以膜相隔,胃虽为阴土,亦必得肝气疏泄,否则就会发生"木不疏土"之证。若肝的疏泄功能异常,则不仅能影响脾的升清功能,而且还能影响胃的降浊功能,导致脾胃功能紊乱,在上则为呕逆嗳气,在中则为脘腹胀满疼痛,在下则为便秘。叶天士进一步阐明了肝与胃痛的关系,他说"肝藏厥气,乘胃入隔""厥阴顺乘阳明,胃土久伤,肝木愈横""厥阴之气上干,阳明之气失降""肝为起病之源,胃为传病之所"。肝气太过,势必横逆,克脾犯胃,致气机阻滞,胃失和降,则出现胃痛等一系列病理表现。

柴胡疏肝散出自《景岳全书》,为疏肝理气之代表方剂,功能疏肝解郁、行气止痛,主治肝气郁滞证。本病胃痛,主要病机为肝气郁结,横逆犯胃,胃失和降。故方中柴胡、白芍、川芎、制香附疏肝解郁;陈皮、枳壳、炙甘草理气和中,共奏疏肝理气、和胃止痛之效;郁金、木香、佛手有理气解郁之功。二诊时患者肝气郁而化火,则见口干口苦,舌红苔黄,脉弦数,改用丹栀逍遥丸加减以疏肝泻热和胃;患者嗳气频频,加沉香、旋覆花以顺气降逆解郁。

案 2. 胃痛 - 慢性浅表性胃炎伴胆汁反流 - 四逆散合左金丸

郭某,男,40 岁,私营者,四川省泸州市人,2010 年 9 月 13 日初诊。

主诉:上腹部疼痛 3 年,加重 1 个月。

现病史:3 年前患者工作失意后逐渐出现上腹部胀痛不适,疼痛无规律性,无放射性,无反酸及嗳气。2008 年 5 月做胃镜检查示慢性浅表性胃炎。结肠镜检查未见异常。B 超检查示胆囊多发结石。在当地医院间断治疗,效果不显。2011 年 10 月,于我院行电子胃镜检查示慢性浅表性胃炎伴胆汁反流,查 Hp(+++)。予西药雷贝拉唑、阿莫西林、克拉霉素三联抗幽门螺杆菌治疗,但症状未见明显好转,复查 Hp 仍(+++),遂来就诊。

刻下:上腹部胀满隐痛,可连及胸胁胀痛,伴有嗳气、反酸,晨起口干口苦明显,咽中如有炙脔,纳差,眠差多梦。大便干,小便稍黄。舌红苔薄黄,脉弦数。

中医诊断:胃痛。

证候诊断:肝火犯胃,湿热内阻。

西医诊断:①慢性浅表性胃炎伴胆汁反流;②幽门螺杆菌感染。

治法:清肝利胆,清胃化湿止痛。

药:四逆散合左金丸。

柴胡 20g	赤芍 30g	蒲公英 30g	甘草 12g
夏枯草 15g	延胡索 20g	川厚朴 30g	海螵蛸 20g
郁金 15g	金钱草 15g	鸡内金 15g	虎杖 15g
吴茱萸 10g	黄连 6g	救必应 10g	

煎服法:10 剂,水煎服,日 1 剂,分 3 次服。

二诊:服药后上腹隐痛减,仍连及胸胁,仍有嗳气,偶有恶心欲呕,口干口苦,舌红苔黄,脉弦数,查 Hp(+),余症如前。邪已去其小半,但仍有胃失

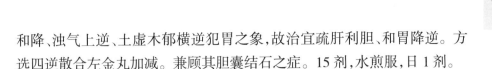

和降、浊气上逆、土虚木郁横逆犯胃之象,故治宜疏肝利胆、和胃降逆。方选四逆散合左金丸加减。兼顾其胆囊结石之症。15 剂,水煎服,日 1 剂。

三诊:进上方 14 剂后,上腹部疼痛基本消除,现偶有嗳气,舌淡红苔薄黄,脉弦数。守前法并加强降逆之力,上方去川厚朴,加代赭石 30g,续服 15 剂。

四诊:患者上腹部稍有胀闷,余无特殊不适,复查 Hp(-)。B 超示胆囊多发结石。患者 Hp 已转阴,上腹部不适症状亦基本消除,但胆囊仍有多发结石,继续以疏肝利胆、和胃排石巩固疗效。守上方继服 15 剂。

【按】

此为患者思虑过度。思则气结,致肝气不疏,横逆犯胃,郁而化热。又因思虑伤脾,水湿不运,易酿生湿热,内阻中焦,气机不畅,而见上腹部隐痛,嗳气频频。湿热熏蒸肝胆,故痛连胸胁,口干口苦明显。舌红苔黄微腻、脉弦数亦为肝火犯胃、湿热内阻之象。本案抓住脾胃湿热辨证要点,以清胃化湿治法为特点,选用蒲公英、夏枯草直指脾胃湿热,审因论治,同时,不忘肝火犯胃,用疏肝理气四逆散与清肝泻火左金丸加减,加强了清肝和胃、降逆止痛的效果。患者胁痛,故用延胡索及救必应,前者为平性之理气止痛药,后者为偏凉性之理气止痛药。在热性胁痛证中,当延胡索效果不佳时加用救必应可清热行气止痛,增强止痛效果。而且本案用中药达到了根除幽门螺杆菌的作用,避免了西药抗幽门螺杆菌的不良反应及耐药性。

案 3. 胃痛 - 慢性浅表性胃炎 - 平胃散

患者张某,男,46 岁,货车司机,四川省泸州市古蔺县人,2011 年 8 月 26 日初诊。

主诉:反复胃脘部胀痛 8 年。

现病史:8 年前患者出现胃脘胀痛,得食尤甚,反复发作,好发于春季,曾行胃镜检查示慢性浅表性胃炎。近 1 个月来症状反复,不思饮食,甚则恶心,口苦口腻,大便不畅,夜寐不安,舌质偏红,舌苔黄厚腻,脉弱。平时喜好饮酒茶。

刻下:胃脘部胀痛不适,甚则恶心,口苦口腻,大便不畅,夜寐不安,纳差,舌质偏红,舌苔黄厚腻,脉弱。

中医诊断:胃痛。

证候诊断:湿热中阻。

西医诊断:慢性浅表性胃炎。

治法:清热化湿,理气止痛。

方药:平胃散加减。

厚朴 30g	苍术 20g	藿香 30g	佩兰 20g
黄芩 12g	蒲公英 30g	石菖蒲 20g	草果 15g
茯苓 30g	姜半夏 20g	陈皮 15g	炒白芍 30g
佛手片 15g			

煎服法:7剂,水煎服,日1剂,分3次服。并嘱忌辛辣刺激,忌烟酒茶食。

二诊:7天后,症减而未除,仍辨前证,原方出入:厚朴 30g,苍术 20g,藿香 20g,佩兰 20g,黄芩 12g,蒲公英 15g,石菖蒲 20g,姜半夏 20g,陈皮 15g,佛手片 20g,白芍 30g,枳壳 30g。

三诊:半个月后,胃脘胀痛明显好转,余症减轻,原方加减再服半个月,诸症基本消除。

【按】

患者湿热内蕴,脾胃损伤,运化失司,气机阻塞,故胃脘胀痛,得食尤甚;运化不利,升降失常,因而不思饮食,恶心,大便不畅;口苦口腻,苔黄厚腻,主内有湿热之象。本证若不及时治疗,反复发作,可致呕血、黑粪等。"胃为阳土,脾湿及胃,从热而化,湿热内蕴,酿成诸症",中焦之为病,强调脾为湿土,喜燥恶湿,宜升则健;胃为燥土,喜润恶燥,宜降则和。本患者湿热中阻,故治拟清热化湿和中,常用药选厚朴、苍术、黄芩、蒲公英、姜半夏、陈皮、炒薏苡仁、猪茯苓、泽泻之类,并取辛开苦降之泻心汤意,灵活化裁。脾气之转输,湿邪之运化,皆赖于气之运行,故方中重用行气诸药。同时,对于茶酒不节之患者,应重视饮食等生活方式的调养对脾胃疾病的意义。

案 4. 胃痛 - 慢性浅表性胃炎 - 四逆汤合四君子汤

王某,男,50岁,农民,四川省泸州市人,2010年6月9日初诊。

主诉:反复胃脘疼痛10余年,复发加重半年。

现病史:患者10年前因饮食不节后出现胃脘疼痛,隐痛,喜温喜按,伴反酸、易饥,大便稀溏,偶见完谷不化,食纳差。间断服用中西药物治疗(具体不详),症状时好时坏。半年前,患者自觉胃脘部疼痛加重,故来就诊。

刻下:患者神清,面色萎黄,胃脘部疼痛10余年,伴反酸,易饥,大便稀溏,四肢不温,腰膝酸软,舌暗苔薄裂纹,脉沉细。

中医诊断:胃痛。

证候诊断:中焦虚寒。

西医诊断:慢性浅表性胃炎。

治法:温中祛寒,益气健脾,和胃止痛。

方药:四逆汤合四君子汤。

| 附子^{先煎}30g | 干姜20g | 炙甘草15g | 白术30g |
| 茯苓30g | 生晒参30g | 山萸肉20g | 砂仁^{后下}10g |

煎服法:予10剂,水煎取汁450ml,每日3次。

二诊:服10剂药后,胃脘部疼痛较前好转,予守方10剂巩固治疗。

【按】

慢性浅表性胃炎,多属中医学"胃痞""胃痛"的范畴,临床上以脾胃虚寒多见。此患者久病正虚不复,致使脾气虚,脾阳不足,脾气虚弱,则运化失职,气机阻滞而为胃痛;脾阳不足则寒从内生,胃失和降,不通则痛。予四君子汤益气健脾。方中生晒参、白术、炙甘草、茯苓皆味甘入脾,益气之中有燥湿之功,补虚之中有运脾之力,体现出治疗脾胃气虚的基本大法。该患者腰酸疲倦,大便稀溏,脉沉细,尺脉沉极微,原因为肾阳虚不能温煦脾阳,"釜底无薪",故其消化吸收运化水谷精微的功能失职,用由附子、干姜、炙甘草组成的四逆汤温里助阳,散寒止痛,即《伤寒论》中所云"少阴病,脉沉者,急温之,宜四逆汤"。针对患者腰酸疲倦,大便烂,加入山萸肉以温补肾阳,收敛固涩,加入砂仁以化湿开胃,温脾止泻。诸药合用,中土温煦,脾气健运,则病自去。

案5. 胃痛-胃溃疡-黄芪建中汤

华某,男,48岁,工人,宜宾市江安县人,2012年11月18日初诊。

主诉:反复胃脘部疼痛5年,加重3天。

现病史:近5年患者反复出现胃脘部胀满疼痛不适,经多家医院中西医治疗,效果欠佳,症状时轻时重,3天前患者无明显诱因胃脘部疼痛复发,到泸州市某医院就诊,行胃镜检查诊断为胃溃疡(A1期)。予以口服西药治疗后,症状缓解不明显,遂就诊于我院。

刻下:诉胃脘部胀满隐痛不适,喜温喜按,畏寒肢冷,食欲极差,体重日减,乏困无力,食入过多则口吐清水涎沫,大便稀溏,查患者舌淡暗苔白,边有齿痕,脉沉细。

辅助检查:胃镜提示胃溃疡(A1期)。

中医诊断:胃痛。

证候诊断:中阳不足,寒凝气机。

西医诊断:胃溃疡(A1期)。

治法:温补中气,散寒开胃。

方药:黄芪建中汤。

炙黄芪60g	党参30g	香附15g	檀香10g
砂仁^{后下}12g	高良姜15g	桂枝20g	白芍30g
鸡内金15g	肉豆蔻20g	炙甘草15g	饴糖^{烊化}40g

煎服法:予以7剂,水煎服,日1剂,分早、晚两次空腹温服。

二诊:自述服药后,胃脘疼痛较前减轻,而仍感胀满不适,偶有嗳气,饮食较前好转,舌质淡苔白稍腻,脉沉缓。患者纳食差,故于原方基础上增强健脾和胃之功,方药如下:

炙黄芪60g	党参30g	高良姜20g	香附20g
饴糖^{烊化}40g	炒白术30g	佛手15g	旋覆花^{包煎}15g
白豆蔻^{后下}20g	炙甘草15g		

煎服法:予15剂,水煎服,日1剂,分早、晚两次空腹温服。

三诊:自诉服上述药物后,胃脘部胀满疼痛感基本消失,无特殊不适,纳食可,精神好转,查舌质淡红,苔薄白,脉沉。门诊复查胃镜提示慢性浅表性胃炎。嘱患者规律饮食,勿过食辛辣油腻之品,静息调养。

【按】

患者畏寒肢冷,食欲极差,全身困乏无力,以及胃脘部的喜温喜按均是较为典型的虚寒表现,故治疗上当以温补为主,同时辅以行气止痛之药,畅达气机,"温"与"行"相配,"行""温"相辅,共奏温中散寒之功。正如《金匮要略》所言:"虚劳里急,诸不足,黄芪建中汤主之。"故方选黄芪建中汤以急补中焦之虚寒,中焦虚寒得以温散,气血得以调畅,疼痛诸症则自然缓解。

案 6. 胃痛 - 慢性浅表性胃炎 - 黄芪建中汤

薛某,女,29 岁,迎宾工作,四川省叙永县人,2012 年 12 月 14 日初诊。

主诉:反复胃脘隐痛 8 个月,加重 7 天。

现病史:患者 8 个月前无明显诱因出现反复胃脘部疼痛,呈阵发性隐痛,疼痛无明显规律性,进食后可缓解,反复就诊于当地多家医院,行胃镜提示慢性浅表性胃炎。予以西药治疗后,稍缓解。7 天前患者胃脘部疼痛症状再次复发,自觉有加重趋势,于家中自服胃药后无缓解,为求中医药治疗,遂来我院门诊求治。

刻下:诉胃脘部阵发性隐痛不适,喜热饮,偶伴心胸憋闷、嗳气、反酸,大便不成形,每天 2~3 次,纳食尚可,末次月经为 12 月 12 日,带经 2 天,有血块。查其体,腹平坦,胃脘部无不适,少腹轻微压痛,余无特殊。望其舌淡暗,苔白滑,诊其脉沉细弱。

中医诊断:胃痛。

证候诊断:脾胃虚寒。

西医诊断:慢性浅表性胃炎。

治法:温中健脾,和胃止痛。

方药:黄芪建中汤。

黄芪 40g	党参 20g	炒白术 30g	茯苓 30g
白芍 30g	薏苡仁 30g	炙甘草 12g	益母草 30g
砂仁^{后下}12g	生姜 3 片	升麻 15g	大枣 30g

煎服法:予 8 剂,水煎服,日 1 剂。

二诊:服药后胃痛较前减轻,疼痛次数亦有所减少,每天大便 2~3 次,质稍稀,自觉足底发凉,末次月经为 12 月 20 日。舌暗红苔微黄,脉沉细无力。原方基础上生黄芪增至 60g,党参增至 30g,白芍减至 10g。再予 10 剂后,诸症消失。

【按】

脾气以升为健,胃气以降为和。脾胃虚寒,引起胃失温煦而隐痛不适;脾胃虚寒,则脾胃气机升降失调,脾气不升则大便稀溏,次数增多,胃气不降者上逆而嗳气时作。虚寒不去则气机升降难调,故以黄芪建中汤加减以温补中焦虚寒,调和气机升降。方中重用甘温补气升阳之黄芪,增强益气健中之功,使阳生阴长,诸虚不足者得益。辅以升麻升提阳气,白芍、甘草缓急止痛,白芍性苦寒,量大易致溏泻,故减少白芍用量,薏苡仁健脾止泻,大枣、生姜补气和胃降逆,诸药和用,取效甚佳。

案 7. 胃痛 - 胃溃疡伴出血 - 参苓白术散

李某,女,48 岁,教师,四川省泸州市人,2012 年 3 月 9 日初诊。

主诉:反复胃脘部隐痛 3 年余。

现病史:患者 3 年前无明显诱因出现胃脘隐痛,神疲肢怠,纳呆食少,泛吐清水,解柏油样软便。到当地医院求诊,曾予以胃康宁、陈香露白露等药物治疗,疗效欠佳,遂到我院就诊。

刻下:症见神清,精神欠佳,面色萎黄,舌红苔薄白,脉沉细无力。察其体,腹部平坦,全腹未见胃肠型及蠕动波,无腹壁静脉曲张,腹软,无压痛、反跳痛及肌紧张。肝、脾未扪及,墨菲征阴性,麦氏征阴性,肝、肾区无叩击痛,移动性浊音阴性,肠鸣音活跃,无气过水声。诊其脉沉细。检阅实验报告:胃镜报告示胃溃疡伴出血(A1)。便常规:隐血(+),血常规、肝肾功能、尿常规、腹部 B 超未见异常。

中医诊断:胃痛。

证候诊断:脾胃虚弱。

西医诊断:胃溃疡伴出血。

治法:益气健脾。

方药:参苓白术散加减。

党参 30g	麸炒白术 30g	茯苓 30g	山药 30g
木香 15g	莲子 20g	薏苡仁 30g	炒白扁豆 30g
桔梗 30g	陈皮 20g	砂仁 12g	白及 30g
炙甘草 15g			

煎服法:予 3 剂,水煎服,日 1 剂。另加三七粉 3g 冲服,每日 3 次。同

时加服人参甘草汤（红参30g　甘草60g，用法：水煎服，每日3次，每次100~150ml）。

二诊：患者服药3剂后大便转黄，嘱其坚持服用1个月后痊愈。随访3个月无复发。

【按】

胃溃疡是消化系统常见疾病，是在慢性胃炎的基础上，由于损伤因子长期刺激及十二指肠反流液的作用，导致了胃黏膜屏障受损。我国流行病学调查显示，该病检出率为16%~33%，地理分布大致有北方向南方升高的趋势，且好发于冬、春两季。与十二指肠溃疡病相比，本病具有病程长、易复发的特点，并且有发生恶变的可能。中医学根据胃溃疡的临床症状将其归属于"胃脘痛""痞满""吞酸"等范畴，也可以称之为"胃疡"，并认为其发生与脾胃虚弱、饮食所伤、感受外邪、情志失调等因素有关。本例患者3年前无明显诱因出现胃脘隐痛，神疲肢倦，纳呆食少，泛吐清水，解柏油样软便。到当地医院求诊，曾予以胃康宁、陈香露白露等药物治疗，疗效欠佳。分析该患者病机为脾胃虚弱。故予以参苓白术散加减进行治疗。患者服药3剂后大便转黄，嘱其坚持服用1个月后痊愈。随访3个月无复发。

对该例患者的诊治，是在参苓白术散的基础上加入了白及、三七粉。白及具有收敛止血、消肿生肌的功效。《神农本草经》载白及主痈肿恶疮败疽，伤阴死肌，胃中邪气，贼风痹缓不收。三七粉具有止血、散瘀、定痛的作用，历来都被作为伤科金疮要药。人参甘草汤治疗急性上消化道出血也正是陈绍宏教授的宝贵经验。

案8. 胃痛 - 慢性萎缩性胃炎 - 半夏泻心汤

张某，女，50岁，公务员，四川省泸州市人，2013年2月14日初诊。

主诉：反复胃脘部胀痛两年余。

现病史：患者两年前无明显诱因出现胃脘部胀痛，反酸，嗳气，嗳气后胃脘部胀满减轻，食后加重，神疲乏力，性情急躁，大便不成形。到当地医院求诊，曾予莫沙必利等药物治疗，疗效欠佳，遂到我院就诊。

刻下：症见神清，精神欠佳，神情焦虑，舌红苔黄微腻，脉弦。察其体，腹部稍膨隆,全腹未见胃肠型及蠕动波,无腹壁静脉曲张,腹软,无压痛、反跳痛及肌紧张。肝、脾未扪及,墨菲征阴性,麦氏征阴性,肝、肾区无叩击痛,移动性浊音阴性,肠鸣音 4 次 /min,无气过水声。胃镜报告示慢性萎缩性胃炎(C2)。

中医诊断:胃痛。

证候诊断:寒热错杂。

西医诊断:慢性萎缩性胃炎。

治法:平调寒热,散结消痞。

方药:半夏泻心汤。

半夏 20g	黄芩 12g	黄连 6g	干姜 20g
党参 30g	炙甘草 12g	大枣 20g	细辛 10g
枳壳 20g	厚朴 30g	泽泻 20g	

煎服法:予 6 剂,水煎服,日 1 剂。

二诊:患者服药 6 剂后胃胀、嗳气好转,大便较前成形,嘱其坚持服用 1 个月后痊愈。随访 3 个月无复发。

【按】

慢性胃炎具有病因复杂、病程长、易复发等特点。半夏泻心汤出自张仲景的《伤寒论》,原文言:"但满而不痛者,此为痞,柴胡不中与之,宜半夏泻心汤",原指小柴胡汤证误用下法,使中焦阳气受损,则寒从中生,而此时少阳邪热趁中焦之虚而内陷,由此结成寒热错杂之势。可见,半夏泻心汤可用于寒热错杂型慢性胃炎之"胃痞"的治疗。其治法为平调寒热,散结消痞,辅以益气和胃。此方中半夏、干姜味辛、性温热,黄芩、黄连味苦、性寒凉,四味相伍,共奏平调寒热、辛开苦降之功;半夏为君,味辛则可消除胃脘部之胀满,且又善降逆止呕;辅以干姜、黄芩、黄连为臣,干姜味辛可助君散结,性热可温中散寒,而芩、连为苦寒之品,专泻错杂之热邪,由此,寒热错杂之势才得以分解。然此患者病机又有虚实相兼的特点,故在平调寒热的基础上,需加以益气和胃之法,方中党参、大枣均为甘温之品,可益气补脾和胃,为佐;甘草调和诸药兼以益气,为使。气滞加枳壳、厚朴,具有行气消痞之功效;大便稀溏加泽泻以渗湿止泻;疼痛加细辛。

第三节 腹 痛

案1. 腹痛 - 胆道蛔虫病 - 乌梅丸

李某,男,45岁,自由职业,四川省泸州市人。2015年5月7日初诊。

主诉:中上腹疼痛两天。

现病史:两天前患者因饮食不洁后出现腹痛,有短暂停顿,痛时烦躁不安,于当地卫生院治疗,诊断胃炎,予抑酸护胃、解痉止痛治疗后患者疼痛稍缓解。次日,患者右上腹再次出现剧烈疼痛,翻转不宁,难以承受,全身汗出,四肢厥冷,于当地卫生院行B超检查示胆道蛔虫,注射西药治疗疼痛缓解,当晚疼痛再发,呻吟不已,捧腹不宁,疼痛拒按,约两小时发作1次,不发作时如常人,痛甚呕吐清水,彻夜未眠,遂于今晨门诊就诊。

刻下:体温38.2℃,患者痛苦状,面色不华,呻吟不已,捧腹不宁,疼痛拒按,呕吐清水,口苦,不思饮食,小便黄,大便3日未解,舌淡苔白,脉弦长而紧。

中医诊断:腹痛。

证候诊断:气机郁滞,虫邪内扰。

西医诊断:胆道蛔虫病。

治法:疏导积滞,安蛔止痛,兼利湿热。

方药:乌梅丸加减。

槟榔15g	黄连6g	败酱草30g	乌梅30g
细辛10g	肉桂10g	知母20g	黄柏15g
当归20g	川椒8g	党参30g	制附子^{先煎}20g
干姜20g			

煎服法:2剂,水煎服,日1剂,分三次服。

二诊:服用上方2剂后,昨天午后下利1次,右上腹疼痛缓解,时有干呕,食纳少,苔白微黄,脉沉弦。上方加苦楝皮15g、枳实30g。

三诊:上方服用3剂后,大便3次,上腹部疼痛未再发作,胃纳食增加,复查B超:胆道未见蛔虫,服用肠虫清后继续服用健胃和中汤3剂痊愈。

【按】

《伤寒论·辨厥阴病脉证并治》:"厥阴之为病,消渴,气上撞心,心中疼热,饥而不欲食,食则吐蛔。下之利不止。"细究其病机是邪入厥阴,一方面气郁化火犯胃为上热,郁火灼伤津液故而消渴;厥阴之脉挟胃,上贯膈,肝热循经上扰犯胃则气上撞心,心中疼热;胃热则消谷,津伤则嘈杂善饥。另一方面,脾气虚寒,又被木伐,运化失司,则饥不欲食;脾虚肠寒,蛔虫上扰,故食则吐蛔;因脾虚肠寒,故误用苦寒攻下,脾阳更伤而下利不止。所以提纲证所揭示的也是脾虚肠寒、肝热犯胃乘脾所致的寒热错杂、上热下寒证,这与蛔厥证的病机相一致。仲景以脏寒胃热而立乌梅方,后世皆尊为要。患者平素体弱,脾虚不运,宿食停滞,变生湿热,虫不得食而上觅,侵扰于胃,气血骤阻而痛,胃气反逆则呕吐,诸症皆虫疾肆虐之故也。乌梅丸,既能酸甘化阴,又能辛甘温阳,酸苦泻热,可谓将寒热并用、刚柔并济、气血兼顾、扶正祛邪集于一身。方中乌梅酸能收敛,制虫蠕动以安蛔;川椒、细辛辛温,辛可伏虫,温能化寒;黄连、黄柏苦寒,苦可下蛔,寒清上热;干姜、制附子、肉桂辛热,温脏以祛下;当归补气养血。诸药合用,祛蛔安脏,效如桴鼓。

案2. 腹痛 - 溃疡性结肠炎 - 四君子汤合白头翁汤

刘某,女,48岁,干部,泸州市泸县人,2013年9月21日初诊。

主诉:反复腹痛腹泻2年。

现病史:患者2年前无明显原因及诱因出现腹痛,左上腹为主,隐痛,无放射痛及牵涉痛,伴腹泻,每日4~5次,大便中有白黏冻,便后不尽感,无脓血便及果酱样大便,在外院住院就诊(具体诊治不详)后,症状缓解出院,但症状反复,遂来就诊。

刻下:腹痛、腹泻,面色萎黄,神疲乏力,倦怠懒言,形寒肢冷,腰膝酸软,苔薄白,脉沉细而弱。

辅助检查:全腹彩超示慢性胆囊炎,脂肪肝,子宫附件未见异常。肠镜示慢性溃疡性结肠炎。

中医诊断:腹痛。

证候诊断:脾肾两虚,湿热壅滞。

西医诊断:①溃疡性结肠炎;②慢性胆囊炎;③脂肪肝。

治法:健脾益肾,清热燥湿。

方药:四君子汤合白头翁汤。

白头翁 20g	黄连 12g	黄柏 15g	秦皮 15g
木香 15g	当归 12g	乌梅 30g	党参 30g
白术 30g	茯苓 30g	白茅根 20g	白芍 30g
补骨脂 15g	干姜 20g	五味子 30g	肉豆蔻 15g

煎服法：予 7 剂，水煎，日 1 剂，分 3 次服用。

二诊：服 7 剂后，腹痛较前明显好转，腹泻次数减少，仍感下肢发冷，口干，上方去补骨脂、干姜、五味子、肉豆蔻，加肉桂 10g、沙参 20g。巩固治疗 1 周，患者诸症消失。

【按】

溃疡性结肠炎临床表现以腹痛、腹泻为主症，与中医学"痢疾""泄泻"相符。《内经》指出，感受外邪和饮食不节是致病的重要环节，故以清热燥湿、凉血止痢为本。白头翁味苦性寒，能入血分，清热解毒、凉血止痢，黄连清热且能燥湿厚肠，黄柏泻下焦湿热，尤能燥湿止痢，木香行气止痛、健脾消食，通调三焦气机，当归活血补血。上药清热燥湿与调和气血并用，正体现刘河间提出的"调气则后重自除，行血则便脓自愈"之观点。党参、白术、茯苓健脾渗湿，乌梅酸涩，涩肠止泻、生津止渴，入大肠经，有良好的涩肠止泻的作用，为治疗久泻久痢之要药。诸药配伍使用共奏温中补虚、清热燥湿、凉血止痢之效，达到扶正祛邪、标本兼治之目的，疗效明显。

案 3. 腹痛 - 不全性肠梗阻 - 大柴胡汤

徐某，女，44 岁，四川省泸州市人，务农，2010 年 4 月 6 日初诊。

主诉：腹部胀满疼痛 3 天。

现病史：3 天前患者无明显诱因出现腹部胀满疼痛，伴恶心呕吐、肛门停止排便，偶有排气、阵发性绞痛，院外行腹部立卧位片提示，多个液气平面，考虑肠梗阻。遂到我院外科治疗，诊断为不全性肠梗阻（粘连性），予以禁食、安置胃管、补液、灌肠、抗感染等内科治疗 3 天后，肛门偶有排气，仍未排便，腹胀腹痛加剧。考虑手术治疗，因患者惧怕手术，要求中医内科治疗，故请余会诊。

刻下：腹部胀满疼痛，阵发性绞痛，口干口苦，舌红苔黄厚腻，脉弦滑数，大便 6 日未行，时有排气，小便黄，量少。查体：腹部未见明显肠型，肠鸣音亢进,可闻及气过水声。

中医诊断:腹痛。

证候诊断:热结肠腑,腑气不通。

西医诊断:不全性肠梗阻。

治法:通腑泻热,行气止痛。

方药:大柴胡汤加减。

柴胡 20g	酒黄芩 15g	白芍 30g	生大黄[后下] 9g
枳实 30g	法半夏 20g	姜厚朴 30g	芒硝[兑服] 15g
桃仁 15g	槟榔 20g	大枣 20g	薏苡仁 30g
补骨脂 15g	干姜 20g	五味子 30g	肉豆蔻 15g

煎服法:予 2 剂,水煎服,100ml,每 4 小时服一次。

次日复诊:自诉服药当晚即解少许褐色稀便,矢气增多,自觉腹胀及疼痛明显减轻,舌红苔黄腻,脉弦滑,续予上方 3 剂后,腹痛腹胀消失,大便恢复正常,痊愈出院。

【按】

《金匮要略·腹满寒疝宿食病脉证并治》载"按之心下满痛者,此为实也,当下之,宜大柴胡汤"。不全性肠梗阻属中医学的"腹痛"范畴。其病机为热结肠腑,腑气不通。方选大柴胡汤以通腑泻热,行气止痛。故药到病除,病愈出院。

案 4. 腹痛 - 急性胆囊炎 - 藿朴夏苓汤

赵某,女,31 岁,自营餐厅店主,四川省泸州市人,2012 年 11 月 18 日初诊。

主诉:突发右上腹疼痛 1 天。

现病史:患者 1 天前无明显原因及诱因出现右上腹疼痛不适,伴右胁肋部疼痛,起初为隐痛,后以胀痛为主,进食后加重,恶心欲吐,纳差。患者未予处理,上诉症状逐渐加重遂来我院就诊。

刻下:腹部胀痛不适,以右上腹为主,牵扯右胁肋部疼痛,伴恶心欲吐,纳差,嗳气,二便尚可,舌淡苔黄腻,脉弦滑。查体示:墨菲氏征阳性。行腹部彩超提示胆囊炎可能,胆囊结石。血常规未见明显异常。

中医诊断:腹痛。

证候诊断:湿热蕴结,胆气不和。

西医诊断:急性胆囊炎。

治法:芳香化湿,利胆健脾。

方药:藿朴夏苓汤加减。

藿香 30g	厚朴 30g	淡豆豉 30	杏仁 15g
法半夏 20g	豆蔻 20g	薏苡仁 30g	猪苓 20g
盐泽泻 20g	柴胡 15g	延胡索 20g	川楝子 15g
赤芍 30g	炙甘草 12g		

煎服法:予 3 剂,水煎取汁 450ml,每日 3 次。

二诊:服药 3 剂后,右上腹疼痛较前明显缓解,自觉疲倦乏力,纳差,食不知味,大便偏稀,舌淡苔白腻,脉细。予以参苓白术散加减(党参 20g,白术 30g,茯苓 30g,白芍 30g,薏苡仁 30g,莲子 30g,炙甘草 12g,砂仁^{后下}10g,干姜 20g,升麻 15g,大枣 20g,神曲 30g,佩兰 15g,木香 15g)健脾利湿,和胃止痛。予 8 剂,水煎服,日 1 剂。复诊时上诉症状明显好转,巩固治疗 1 周后诸症消失。

【按】

右上腹疼痛,属邪在少阳,枢机不利,但舌苔厚腻,知湿邪独甚,故以藿朴夏苓汤化湿健脾,合柴胡、金铃子散利胆止痛,以清少阳之邪。邪去正虚,加之湿邪缠绵难愈,予以参苓白术散健脾祛湿,疗效明显。

案 5. 腹痛 - 急性胰腺炎 - 柴黄清胰活血颗粒合胰瘅 2 号

许某,28 岁,男,自由职业,四川省泸州市人,2015 年 2 月 18 日初诊。

主诉:突发腹部胀痛半天。

现病史:半天前患者进食啤酒、烧烤食物后突发腹部疼痛不适,继则腹胀难忍,伴恶心呕吐,肛门停止排气排便,遂就诊于我院。门诊行血清淀粉酶示 1 085U/L,脂肪酶示 521U/L,彩超提示急性胰腺炎,急诊以"急性胰腺炎"收入住院。入院后血常规提示:WBC 12×10^9/L,N%:81%。予以禁食、胃肠减压、补液、抑制胰腺分泌、抑制胰酶活性、抗感染、营养支持、改善微循环等治疗,治疗 2 天后患者症状缓解欠佳。

刻下:神清,精神差,痛苦貌,诉腹部胀痛不适,恶心欲吐,肛门偶排气,未自主排便,小便量可,舌红苔黄腻,脉滑数。查体见形体偏胖,腹部稍膨隆,腹肌紧张,全腹压痛,以上腹部为甚,反跳痛,肠鸣音 1~2 次 /min。

中医诊断:胰瘅。

证候诊断:湿热蕴结,腑气不通。

西医诊断:急性胰腺炎。

治法:清热利湿,通腑泻热。

方药:予以柴黄清胰活血颗粒合胰瘅 2 号。

生大黄^{后下}12g	柴胡 20g	黄芩 12g	栀子 6g
枳实 20g	厚朴 30g	桃仁 15g	赤芍 30g
蒲公英 30g	延胡索 20g	甘草 12g	白芍 30g
丹参 15g	芒硝^{冲服}15g	黄芪 40g	

生大黄[后下]12g　柴胡 20g　黄芩 12g　栀子 6g
枳实 20g　厚朴 30g　桃仁 15g　赤芍 30g
蒲公英 30g　延胡索 20g　甘草 12g　白芍 30g
丹参 15g　芒硝[冲服]15g　黄芪 40g

煎服法:予 3 剂,水煎取汁 450ml,每 4 小时 1 次,1 次 100ml 灌肠及灌胃。治疗 3 日后患者腹部胀痛症状明显缓解,肛门已自主排便,未再呕吐。查体见腹肌变软,压痛、反跳痛减轻,灌胃及灌肠改为每 6 小时一次,两日后患者诸症明显缓解,5 日后诸症消失,好转出院。

【按】

急性胰腺炎是临床上常见的急腹症,中医学称之为脾心痛、膈痛、腹痛、胰瘅等。本案是因酒食不节,酿生湿热,实热积滞胃肠,腑气失于通降而成阳明腑实证,主要病机为湿热壅滞,腑气不通,治以清热利湿,泻热通腑。柴黄清胰活血颗粒合胰瘅 2 号以生大黄、芒硝为君药,泻热通腑;柴胡为臣药,疏肝行气;黄芩、栀子、蒲公英清热解毒;枳实、厚朴助柴胡、生大黄下气消胀;延胡索理气活血;丹参、桃仁、赤芍活血祛瘀;白芍缓急止痛;黄芪益气托毒;甘草为使药,调和诸药。诸药合用,共奏泻热通腑、清热解毒、行气止痛、活血化瘀之功。以此方治疗急性胰腺炎多例,多获奇效。

第四节　发　热

案 1. 发热 - 上呼吸道感染 - 小柴胡汤

患者王某,男,65 岁,农民,四川省泸州市人,2013 年 3 月 9 日初诊。

主诉:反复发热1个月。

现病史:患者1个月前因受凉后出现发热、流清涕,偶有咳嗽、少痰,最高体温达39.2℃,在当地诊所予以抗生素治疗后,体温降至37.8℃,此后患者体温反复波动在37.3~37.8℃,求治于多家西医院,辅助检查提示血常规、肝肾功能、红细胞沉降率(血沉)、胸片未见异常,反复给予抗生素治疗无效。遂求治于我院门诊。

刻下:发热头痛,日晡尤甚,身强痛,口干欲饮,晨起口腻,汗出后身痛减轻。舌淡、苔白厚腻,脉浮数。

中医诊断:发热。

证候诊断:少阳半表半里证。

西医诊断:上呼吸道感染。

治法:和解少阳。

方药:小柴胡汤。

柴胡 20g	法半夏 20g	党参 20g	黄芩 12g
葛根 30g	大枣 20g	炙甘草 12g	防风 15g
生石膏^{先煎} 20g	生姜 3 片		

生石膏（先煎）20g　生姜 3 片

煎服法:2剂,水煎,日1剂,分2次服用。

二诊:患者诉体温下降,头身强痛减轻,效不更方,续服3剂而诸症消失。

【按】

《伤寒论》云:"血弱气尽,腠理开,邪气因入,与正气相搏,结于胁下,正邪分争,往来寒热,休作有时,嘿嘿不欲饮食。脏腑相连,其痛必下,邪高痛下,故使呕也。小柴胡汤主之。"本例系老年患者,素来体虚,正气虚弱,驱邪无力,以致邪气停于半表半里之间,故见口干身痛,头痛,往来寒热。理当和解少阳,宣透半表半里之邪,以小柴胡汤为主,用党参匡扶正气,已达驱邪之功,切合病机。同时《伤寒论》原文中小柴胡汤用柴胡半斤,合今之110g左右。原方日分三次服,故遵医圣之法,加大柴胡剂量,喜获良效。

案 2. 发热 - 不明原因发热 - 三仁汤

张某,男,67岁,重庆荣昌人,工程师,2011年10月12日初诊。

主诉:反复间断发热8年,加重15天。

现病史:8年前患者无明显诱因出现反复间断、无规律性发热,体温在37.3~38.1℃,最高可达38.5℃。发热时伴见畏寒、肌肉酸痛,自服头孢、氨麻美敏片后发热不解。反复就诊于当地多家医院,均诊断为发热原因待查,结核可能性大,而治疗结果不满意。15日前患者无明显诱因再次出现发热,体温达38.2℃,于当地医院住院治疗,经过约15日诊治,效果欠佳,且逐渐出现腹胀、腹痛症状。遂前来就诊。

刻下:发热恶寒,全身酸痛,倦怠乏力,夜寐梦多,腹部胀满,纳差少食,舌苔白腻,脉象弦数。

中医诊断:发热。

证候诊断:湿热蕴结。

西医诊断:不明原因发热。

治法:疏调气机,清利湿热。

方药:三仁汤加减。

杏仁 15g	豆蔻^{后下}20g	薏苡仁 30g	厚朴 30g
法半夏 20g	赤芍 30g	柴胡 15g	黄芩 12g
青蒿 30g	茵陈 20g	丹参 15g	郁金 15g
薄荷^{后下}6g	建曲 20g	鱼腥草 20g	茯苓 30g

煎服法:6剂,水煎,日1剂,分3次服用。西洋参30g另煎,少量代茶频服。

二诊:患者诉6剂后,体温逐渐降至37.9℃。结合患者临床表现,效不更方,续以上方加减,连续服用20余剂,体温降至37.1℃,睡眠状况亦相应得到改善。

【按】

湿热性疾病是临床较为常见的一大类病证。其发病率高,病情复杂多变,病程亦缠绵难愈,常给临床的诊治工作带来一定困难。临床上湿郁热蒸,湿热弥漫于三焦之中,留恋于卫气之分,且热处湿中,湿热裹结,如油入面,难解难分。同时湿热又分为热重于湿、湿重于热、湿热胶着三种情形,更为湿热性疾病的辨治增加了难度。而由湿热所导致的发热,由于其临床表现以"发热"为主,很容易给医者造成错觉而把治疗思路局限于清热、退热,结果贻误病情。同时,由于湿热两种邪气的性质相反,湿为阴邪,治宜芳化,用药宜苦温;热为阳邪,治宜清泻,用药宜苦寒。单纯清热往往有碍于祛湿,单纯祛湿往往又不利于清热,因此,治疗湿热性疾病的遣药用方颇多讲究,即必须时刻注意祛湿药与清热药的配伍比例。或三分祛湿配七分清热,或四分祛湿配六分清热,或五分祛湿配五分清热……而从祛湿药与清热药的配伍使用,可以看出医者辨治湿热性疾病的功夫。昔日"北京四大名医"之一的孔伯华先生,以"热者清之,湿者化之"作为治疗湿热病的基本大法,以清、疏、芳、化作为治疗湿热病的基本原则,至今仍有临床指导价值。本例患者长期发热,符合湿性缠绵难愈的特点;加之舌苔白腻、脉象弦数等其他伴见指征,证属湿热蕴结无疑。所用方药既有三仁汤的宣畅气机、渗利湿热,又有小柴胡汤的疏调肝胆、宣泄三焦,再配伍其他清热、利湿之品,使一身气机的运行恢复正常。气化湿亦化,湿除热亦除。无形之热缺少了藏身之所,自然也就没有了立足之地。不刻意去退热,反而达到了很好的退热效果。

案3. 发热 - 不明原因发热 - 白通汤

宋某,女,38岁,四川省自贡市人,农民,2014年6月23日初诊。

主诉:反复间断发热1年。

现病史:1年前患者分娩后大出血,出现发热,体温达38~40℃,于当地医院抗感染治疗后好转出院。出院后患者反复出现发热,体温波动在37.6~38.1℃之间。晨起时体温正常,后体温逐渐上升,午后为甚,伴形寒肢冷,发热欲近衣,纳、眠差,偶咳嗽、无痰,反复于当地多家中医或西医院诊治,期间曾反复做检查,均未发现明确感染病灶,间断口服各种抗生素及清凉苦寒药,无明显疗效,遂到我院门诊就诊。

刻下:恶寒,低热,体温37.8℃,汗出,形寒肢冷,身困乏力,不思饮或喜少量热饮,大便稀溏,舌质暗有青紫瘀点,苔白腻,脉沉细紧。

中医诊断:发热。

证候诊断:阳虚发热。

西医诊断:不明原因发热。

治法:扶阳抑阴,回阳收纳。

方药:白通汤加减。

附片^{先煎}30g　　干姜20g　　银柴胡20g　　陈皮15g

法半夏 20g　　茯苓 30g　　砂仁 12g　　肉桂 10g

猪胆汁^{自备}10 滴　　　　葱白^{自备}6 个

煎服法:3 剂,水煎,日 1 剂,分 3 次服用。

二诊:患者诉服上方 3 剂后,体温降至 37.4℃,恶寒稍减少,食欲稍增,但仍有夜间发热,进食后饱闷,舌质的紫青瘀点较前减轻,苔白腻,脉沉细紧。疗效初显,于原方基础上加用细辛 10g、建曲 30g、炒山楂 20g。续用 6 剂。

三诊:患者恶寒明显减轻,症状较前明显改善,体温逐渐恢复正常,食饮改善,舌质淡少许瘀斑,苔薄白,脉沉。患者阳气已渐回,予四逆二陈汤继续温阳散寒调理善后。

【按】

阳虚发热属内伤发热范畴,内伤发热的病因与劳倦、饮食、情志、瘀血、湿热诸因素有关,病程迁延缠绵,脏腑阴阳气血失调,不易治愈。所谓阳虚发热系因多种原因导致阳气不足,或寒证日久伤阳,或误用、过用寒凉,造成人体阳气的损耗,阳虚则易生寒,肾阳虚衰,阴寒内盛,阳气虚不能固守于内,阴寒盛而遏阳于外而表现为发热。该患者产后大出血导致气血两虚,风寒之邪外侵,加之长期治疗失当,使寒邪转入少阴,阴寒太盛,阴盛格阳,心肾不交,致外假热而内真寒之阴极似阳证,故予以白通汤加味扶阳抑阴,回阳收纳,交通心肾。方中附子、干姜回阳散寒,葱白宣通上下阳气,附子为君,干姜为臣,以增加回阳散寒之力,附子启下焦之阳上承于心,干姜温中土之阳以通上下,葱白通上焦之阳下交于肾,使姜、附辛热之性易于建功,配细辛温散三焦寒邪,砂仁行气宽中,健脾化湿,能纳五脏之气而归于肾。诸药合用,使全身阳气通达,阴寒散尽,热退病愈。

案 4. 发热 - 不明原因发热 - 白虎汤

王某,男,39 岁,民工,2013 年 4 月 16 日初诊。

主诉:发热 3 天。

现病史:患者 3 天前因受凉后出现高热,体温波动在 38.2~40.1℃,同时伴有头痛、身痛、汗出、全身困乏、口渴欲饮,大便干,两日未解。自行口服阿莫西林胶囊等药物无效,遂在附近诊所用头孢噻肟钠针、地塞米松针等药物治疗两天,诸症不解,急忙就诊于我院。

刻下：发热，体温 39.2℃，头痛连及颈项，时有汗出，口渴欲饮，全身酸痛乏力，小便利，大便干，舌质红苔白，脉洪大有力。

辅助检查：WBC 9.5×10^9/L，N% 0.75%，L% 0.33%。

查体：意识清，心率 101 次/min，咽部发红，呼吸音粗，双肺未闻及明显干湿啰音，巴宾斯基征阴性，脑膜刺激征阴性。

中医诊断：发热。

证候诊断：阳明热盛证。

西医诊断：发热原因待查，急性上呼吸道感染？

治法：清热生津。

方药：白虎汤加味。

生石膏 30g	知母 20g	甘草 12g	金银花 30g
连翘 30g	蔓荆子 15g	粳米 9g	

煎服法：1 剂，水适量，武火急煎，以米烂为度，频服不拘时。服药 6 小时后体温渐降至 37.8℃，16 小时后恢复至正常体温，诸症减轻。

【按】

白虎汤主证有四：大汗，大热，大渴，脉洪大。本例高热，汗出，口渴欲饮，大便干，脉象洪大，是典型的阳明气分热盛之证。伤寒化热传阳明之经，邪从内传，里热正盛，故见壮热不恶寒；热灼津伤乃见烦渴引饮；热蒸外越，故热汗自出；脉洪大为热盛于经所致。本方君臣佐使，具有清热生津之功，使其热清烦除，津生渴止，诸症皆可顿挫。由于辨证精当，药专力宏，故效如桴鼓。

案 5. 发热 - 急性上呼吸道感染 - 大柴胡汤

闫某，女，22 岁，学生，2015 年 10 月 7 日初诊。

主诉：发热 3 天。

现病史：患者 3 天前因受凉后出现发热，时恶寒，轻微咽痛，恶心欲吐，曾经西医诊治，诊断为感冒，予解热镇痛药、抗生素等治疗，效果不佳，就诊于我院。

刻下：发热，体温 39.0℃，时有恶寒，咽痛，胸胁痞闷不舒，恶心呕吐，心烦不安，大便干结，舌红苔黄，脉弦数。查体：咽部发红，扁桃体不大，未化脓,心肺腹查体无明显阳性体征。

中医诊断:发热。

证候诊断:外感风寒未解,邪入少阳,兼见阳明里实。

西医诊断:急性上呼吸道感染。

治法:和解少阳为主,兼泻阳明腑实。

方药:大柴胡汤加味。

柴胡 20g	黄芩 12g	生姜 3 片	赤芍 30g
半夏 20g	枳实 30g	玄参 20g	竹茹 15g
生大黄 6g	金银花 30g	连翘 15g	大枣 10g

煎服法:2 剂,日 1 剂,水煎服。

二诊:热退身安,便通,脘腹无不适,食纳增,唯觉口咽干燥,乏力。前方加太子参 20g、芦根 20g、甘草 6g,继服 2 剂,以清余热、养阴津而愈。

【按】

外感风寒,邪正相争,寒从热化,邪传少阳,邪热与肠中糟粕相搏结,津液耗伤,腑气不通。因正邪俱盛,遂出现以发热为主的临床症状。若仅治以清解少阳之热邪,则阳明腑实难消;只通泻阳明腑实,则少阳之热邪不得清。故用大柴胡汤和解少阳,诸症遂除。

第五节　呕　　吐

案 1. 呕吐 - 神经性呕吐 - 五苓散

秦某,女,35 岁,四川省泸州市人,工人,2014 年 7 月 18 日初诊。

主诉:反复呕吐 1 个月。

现病史:患者述 1 个月前在某县医院行输卵管结扎手术,术前月经未干净,术中患者自觉手术室较冷,于术后患者当晚频频呕吐不止,饮水更吐,吃饭亦时有呕吐,伴低热,小便量少,于当地医院行反复补液、止呕及中药治疗半个月,呕吐症状无缓解,遂转入我院妇产科进一步检查治疗,入院后完善了多种检查,均未发现实质性病变。胃镜已排除胃癌。骨髓象除外血液病。请心脑病科会诊,诊断为神经性呕吐。经中西药治疗后,病情仍未好转。故请余会诊。

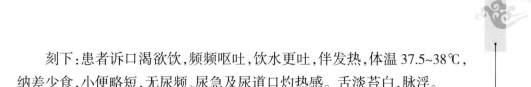

刻下:患者诉口渴欲饮,频频呕吐,饮水更吐,伴发热,体温 37.5~38℃,纳差少食,小便略短,无尿频、尿急及尿道口灼热感。舌淡苔白,脉浮。

中医诊断:呕吐。

证候诊断:下焦停饮。

西医诊断:神经性呕吐。

治法:化气消水。

方药:五苓散加减。

猪苓 20g	茯苓 30g	泽泻 20g	炒白术 30g
桂枝 20g	建曲 20g		

煎服法:3 剂,水煎,日 1 剂,分 3 次服用。

二诊:患者诉服 1 剂后呕吐大减,3 剂后呕吐发热均除,续带药 5 剂出院。

【按】

《伤寒论》曰:"太阳病,发汗后,大汗出,胃中干,烦躁不得眠,欲得饮水者,少少与饮之,令胃气和则愈。若脉浮,小便不利,微热消渴者,五苓散主之。"又曰"中风发热,六七日不解而烦,有表里证,渴欲饮水,水入则吐者,名曰水逆,五苓散主之"。结合患者病史,患者呕吐已久,饮水更吐,伴随低热,小便比较短,苔白脉浮。同时患者行输卵管结扎手术时周围环境温度偏低,外邪入侵,膀胱直接受寒,邪热入里,与饮相搏,三焦失其蒸化,而不能通调水道,下输膀胱,以致饮热相格于上,水无路于下,故水入则吐,小便则不利。其病位在下焦膀胱,本证关键在于水蓄膀胱,气化失职,水气上逆,而不在胃,治病求其本,故以五苓散化气消水,膀胱气化功能恢复,小便通,津液可布,胃气则和,不治吐而吐自愈。

案 2. 呕吐 - 妊娠呕吐 - 乌梅丸合寿胎丸

郭某,女,26 岁,四川古蔺县人,公务员,2015 年 2 月 20 日初诊。

主诉:反复恶心呕吐两个月。

现病史:患者诉 4 个月前停经,后 B 超提示宫内孕,两个月前逐渐出现恶心呕吐症状,曾于当地医院服中药治疗,无效,遂经病友推荐至我院就诊。

刻下:患者诉时感恶心不适,常口吐涎沫,随身携带黑色塑料袋一只以备呕吐之用,不思饮食,神倦,舌红苔白,脉细滑。

中医诊断:呕吐。

证候诊断:气阴两虚。

西医诊断:妊娠呕吐。

治法:安胎养阴,酸甘生津。

方药:乌梅丸合寿胎丸。

乌梅 20g	苏梗 30g	麦冬 20g	黄芩 12g
酸枣仁 20g	白芍 30g	浮小麦 30g	红枣 30g
枳壳 20g	厚朴 20g	熟地黄 20g	川续断 20g
桑寄生 15g	茯苓 30g	菟丝子 30g	杜仲 30g
炙甘草 12g	吴茱萸 10g		

煎服法:7 剂,水煎,日 1 剂,分 3 次服用。

门诊随访:1 周后,患者家属回诊表示患者服药两剂后,症状缓解,5 剂后诸症已消。

【按】

孕后血聚于下以养胎元,冲气盛而上逆,胃气虚弱,失于和降,脾胃虚弱,不能摄唾,而时时流涎。涎沫属津,频繁呕吐涎沫必致津液损伤,而津能载气,《金匮要略》曰"吐下之余,定无完气",便是指此。伤津伤气必然会致胎元不固。故方中重用乌梅酸甘养阴,收摄止唾,并用吴茱萸温胃化饮,与乌梅相配,取其清上温中之意。吴茱萸有制酸之功,起止酸和胃之效。白芍酸甘养肝阴并有安胎之功。酸枣仁加强酸甘养阴功效。苏梗、枳壳、厚朴理气降气,和胃降逆。黄芩清热安胎,川续断、菟丝子、桑寄生、杜仲、熟地黄取寿胎丸加减补肾安胎。茯苓健脾化湿,治多涎之本。因患者精神焦虑,加用甘麦大枣汤,宁心安神,和中缓急。药症相符,因而疗效甚佳,患者得以继续妊娠。

案 3. 呕吐 - 不明原因呕吐 - 大柴胡汤

雷某,女,60 岁,退休职工,2013 年 4 月 10 日就诊。

主诉:反复呕吐两个月。

现病史:患者于 2013 年 2 月起出现呕吐症状,呕出少量淡黄色液体后症状可缓解,呕吐频繁,每日 4~5 次,伴日晡潮热,到多家医院诊治无效。遂就诊于我院。

刻下:形体胖,精神差,今晨呕吐 1 次,伴口干口苦,大便正常,小便黄,舌红、苔稍黄,脉弦滑,所触皮肤稍湿润。

辅助检查:颅脑 CT、甲状腺彩超、胃镜、血液生化等均未见异常。

中医诊断:呕吐。

证候诊断:邪扰少阳,热郁阳明。

西医诊断:不明原因呕吐。

治法:开郁散邪,清泻内热。

方药:大柴胡汤加减。

柴胡 20g	黄芩 12g	法半夏 20g	赤芍 30g
白芍 30g	生大黄 6g	枳实 20g	大枣 15g
炙甘草 15g	黄连 6g	生姜 3 片	

煎服法:予 7 剂,日 1 剂,水煎服。

4 月 17 日复诊:自诉干呕次数较前明显减少。效不更方,守方 10 剂而愈,回访 3 个月未复发。

【按】

《伤寒论》载:"太阳病,过经十余日,反二三下之,后四五日,柴胡证仍在者,先与小柴胡汤。呕不止,心下急,郁郁微烦者,为未解也,与大柴胡汤,下之则愈。"患者于呕吐的同时伴日晡潮热,为邪扰少阳,热郁阳明之象,符合大柴胡汤证,故选用大柴胡汤即可取到立竿见影之效。

第六节 呃 逆

案 1. 呃逆 - 顽固性呃逆 - 理中汤

杨某,女,54 岁,农民,2015 年 6 月 7 日初诊。

主诉:反复呃逆 1 个月。

现病史:患者于 1 个月前生气后出现呃逆频作,声音急而短促,呈阵发性,时作时止,无明显加重或缓解因素,无恶心、呕吐、反酸、烧心、腹痛、腹泻,患者未予重视。后出现呃逆低长无力,气不得续,脘腹不舒,喜温喜按,面色萎黄,手足不温,食少乏力,大便溏薄,舌质淡苔薄白,脉细数。

刻下:症见精神稍差,面色萎黄,呃逆低长无力,气不得续,脘腹不舒,喜温喜按,纳、眠差,舌质淡,苔白腻,脉细数。

中医诊断:呃逆。

证候诊断:脾阳不足。

西医诊断:顽固性呃逆。

治法:温补脾胃,和中降逆。

方药:理中汤加减。

| 生晒参 30g | 炒白术 30g | 炙甘草 12g | 干姜 20g |
| 吴茱萸 10g | 丁香 6g | 肉桂 10g | 半夏 20g |
| 生姜 3 片 |

煎服法:水煎温服,每天 3 次,日 1 剂。

二诊:患者服药 7 剂后,症状明显缓解,偶有呃逆,呃逆声低,未诉明显腹胀腹痛不适,纳食较前好转。嘱其坚持原方服用 2 个月后痊愈。随访 3 个月无复发。

【按】

呃逆一证,在《内经》谓之"哕"。观《内经》治"哕"之法,以草刺鼻,嚏嚏而已;无息而疾迎引之,立已。呃逆乃气机逆乱之证,早期发作多发于气怒之后,暴怒气郁必然导致气机受阻,胃气当降而不降,逆气上冲则形成呃逆之症。早期时宜疏肝理气,活血化瘀。患者病后一派虚象,中医学认为"精气夺则虚,邪气盛则实"。患者由于呃逆日久,纳、眠受到影响,正气渐耗。分析本例患者病情,脾胃阳虚,升运失调,消化与吸收障碍,则大便稀溏,即"清气在下,则生飧泄"。湿滞中焦则见胸脘痞闷;脾失健运,则气血生化不足,感神疲、四肢无力;舌淡红,苔白腻即为脾虚之象。故考虑治疗应首先予以温补脾胃,和中降逆。故初诊予以理中汤加减治疗本病。该案例辨证分析不难,多数医者都能抓住脾胃虚寒的病机,就诊前不少中医也曾给予参苓白术散治疗,但效果欠佳,而笔者使用理中汤治疗中,予以生晒参 30g 大补元气,炒白术补益脾气,干姜、肉桂温中散寒,并加用半夏降逆止呃,生姜和胃降逆止呃,运用此方,收效甚佳。

案 2. 呃逆 - 顽固性呃逆 - 四逆汤合二至丸

徐某,男,60 岁,医生,四川省泸州市人。2016 年 1 月 22 日初诊。

主诉:持续呃逆 1 个月余。

现病史:1 个月余前,患者在行血液透析治疗过程中开始出现呃逆,呈持续性,不能停止,呃声低长无力,严重影响休息,夜间不能入睡,自觉"生不如死,痛苦不堪",门诊反复给予针灸、胃复安、异丙嗪、氟哌啶醇及中药汤剂治疗,收效甚微。

刻下:患者少神,面色晦暗,面部浮肿,持续性呃逆,呃声低长无力,舌淡暗,苔薄白,脉空大而浮。

既往病史:25 年前,被诊断为"肾功能不全"及"高血压",血压最高达240/140mmHg,使用"缬沙坦、苯磺酸左旋氨氯地平"控制血压,血压控制在150/90mmHg 左右。1 个月前开始血液透析治疗。确诊"2 型糖尿病"10 年,目前使用胰岛素"诺和灵 30R"早、中、晚各 23 单位皮下注射控制血糖,血糖控制平稳。曾发生两次脑梗死,经住院治疗,目前无肢体功能障碍等后遗症。

中医诊断:呃逆。

证候诊断:气虚阳微。

西医诊断:①顽固性呃逆;②慢性肾衰竭(尿毒症期);③高血压病 3 级,很高危;④2 型糖尿病。

治法:降逆止呃,回阳救逆。

方药:四逆汤合二至丸加味。

法半夏 20g	干姜 30g	白附片^{先煎} 30g	女贞子 30g
墨旱莲 30g	山药 30g	赤芍 40g	肉桂 10g
檀香 12g	黄芪 60g	炙甘草 12g	西洋参^{另煎} 20g

煎服法:1 剂,水煎取汁 300ml,分成 3 次温服。

二诊:患者诉服完 1 剂后,精神好转,呃逆呈断断续续,不需使用异丙嗪治疗。服完 2 剂后,呃逆完全停止,夜间安然入睡。效不更方。为巩固疗效,续用前方两剂。至今仍未复发。

【按】

呃逆病情的轻重和预后差别较大。单纯性呃逆,偶尔发作,大都轻浅,预后良好;若出现在急、慢性疾病过程中,病情较重;重病后期,正气大亏,呃声低微,呃逆不止,气不得续,饮食不进,脉沉细伏者,多属胃气将绝,元气将脱之危候。如《景岳全书》所曰:"惟虚脱之呃,则诚危殆之证。"

呃逆常见病因有寒邪伤中、饮食不节、情志不遂及大病、久病体虚等,发病在膈,与脾、胃、肺、肝、肾等脏腑病变有关,基本病机为胃气上逆,膈气不利。辨证有寒热、虚实之证,治疗以理气和胃、降逆止呃为基本原则。

本案患者老年男性,属"年过半百,阳气自半",加之大病久病、药物更加损伤机体阳气,气机逆乱,胃失和降,胃气上逆动膈,导致膈间呃呃连声。笔者根据虚者补之、寒者温之、逆者降之的治则,以降逆止呃、回阳救逆为法,以四逆汤合二至丸作为治疗的基础方。方中选用四逆汤、肉桂温补脾肾,回阳救逆,使阳复厥回;配伍二至丸,滋养肝肾,取其"善补阳者,必于阴中求阳,则阳得阴助,而生化无穷"之意;西洋参擅长气阴双补;大剂量黄芪补气升阳,利水消肿;山药平补肺、脾、肾三脏;赤芍配炙甘草为《伤寒论》的芍药甘草汤之意,柔肝缓急,缓解膈肌痉挛而止呃逆;法半夏降逆止呕,为"止呃逆圣药"。诸药合用,共奏大补脾肾阳气之功,使阳壮呃止,精神恢复。

案 3. 呃逆 - 顽固性呃逆 - 三仁汤

任某,男,67 岁,农民,2014 年 7 月 12 日初诊。

主诉:乏力、纳差伴呃逆两个月。

现病史:两个月前患者自觉因受凉后出现呃逆症状,伴乏力,纳差,周身困重,曾就诊于社区诊所,口服中药后症状未见缓解反而加重,遂就诊于我院。

刻下:呃逆频繁,其声短频,乏力,周身困重,偶咳嗽,头晕如裹,胸胁苦闷,心烦,腹胀,大便干,不欲饮食,口不渴,舌淡苔白微腻,脉濡缓。

中医诊断:呃逆。

证候诊断:湿热内蕴,胃气上逆。

西医诊断:顽固性膈肌痉挛。

治法:清利湿热,宣畅气机。

方药:三仁汤加减。

杏仁 15g	桔梗 15g	白豆蔻 15g	薏苡仁 30g

| 清半夏 20g | 厚朴 30g | 滑石 15g | 竹叶 20g |
| 芦根 20g | 桂枝 20g | 柴胡 15g | 白芍 30g |

煎服法:3 剂,水煎服,日 1 剂。

服药 1 剂后,患者呃逆症状稍缓解,3 剂后呃逆止,但仍有胸胁苦闷、心烦等症状,在原方的基础上加用淡豆豉 30g、栀子 15g、黄芩 12g,继服 3 剂后患者胸胁苦闷及心烦症状较前大为缓解。

【按】

呃逆之证最早见于《内经》,云:"胃为气逆,为哕,为恐"。"哕"即呃逆之意,指出其病位在胃,其基本病机为胃失和降,胃气上逆。三仁汤首见于清代医家吴鞠通的《温病条辨》,为治湿温之要药。湿邪日久同时外感病邪,入里化热,而成湿热之邪,阻滞气机,胃气上逆发为呃逆。本案中三仁汤祛上、中、下三焦之邪,并以开宣上焦肺气为主,使湿热得以速消,气机得畅,顽固性呃逆得止,可谓效如桴鼓。

第七节 噎 膈

案 噎膈 - 反流性食管炎 - 半夏厚朴汤

邓某,男,53 岁,教师,四川省泸州市人,2016 年 10 月 29 日初诊。

主诉:反复胸骨后梗阻不适 4 年。

现病史:患者 4 年前无明显诱因出现咽喉至剑突下食管段梗阻不适,伴呛辣感,呈持续性,阵发性加重,进食后加重,咽中如痰梗阻,吐之不出,咽之不下,晨起有少量涎液吐出,偶有腹部胀痛不适,反酸,烧心。先后行胸腹部 CT、冠脉 CTA、心电图未见异常。胃镜示反流性食管炎。口服"莫沙必利、雷贝拉唑肠溶片、铝碳酸镁咀嚼片"未见异常。

刻下:精神可,面色红润,语声高亢,纳可,眠差,舌红苔黄腻,脉滑。

中医诊断:噎膈。

证候诊断:痰气互结。

西医诊断:反流性食管炎。

治法:行气散结,降逆化痰。

方药:半夏厚朴汤加减。

法半夏 20g	厚朴 30g	茯苓 30g	干姜 20g
苏梗 30g	苏叶 30g	炙甘草 15g	浮小麦 30g
檀香 10g	陈皮 15g	白芥子 30g	

煎服法:水煎温服,日 1 剂,每天 3 次。

二诊:患者服药 7 剂后,食管段梗阻不适较前减轻,发作次数较前减少,胃脘部偶有隐痛不适,伴轻微反酸、烧心,予半夏厚朴汤合半夏泻心汤加减,具体药物如下:

法半夏 20g	厚朴 30g	茯苓 30g	干姜 20g
苏梗 30g	黄芩 12g	黄连 6g	肉桂 10g
党参 30g	炙甘草 15g	大枣 15g	细辛 10g

煎服法:水煎温服,每天 3 次,日 1 剂。

【按】

《金匮要略·妇人杂病脉证并治》曰:"妇人咽中如有炙脔,半夏厚朴汤主之。"《医宗金鉴》曰:"咽中如有炙脔,谓咽中有痰涎,如同炙肉,咯之不出,咽之不下者,即今之梅核气病也。"七情郁结,气机不畅,气滞痰凝,痰气交阻于咽喉、食管之间,此病不独妇人患此,男子亦有,此病属痰凝气滞,故治疗本证重在化痰理气,以法半夏、厚朴、干姜辛以散结,苦以降逆;茯苓佐法半夏以利饮行涎;紫苏(苏梗、苏叶)芳香,以宣通郁气,加用白芥子豁痰利气,散结通络。笔者每用半夏厚朴汤运用于梅核气、癔症、胃神经官能症、食管炎等证属气滞痰阻者,均用之有效。

第八节　泄　泻

案 1. 泄泻 - 慢性胃肠炎 - 参苓白术散合五苓散

陈某,女,30 岁,农民,四川省泸州市人,2016 年 9 月 23 日初诊。

主诉:反复左下腹疼痛伴大便稀溏 3 年。

现病史:患者 3 年前无明显诱因出现左下腹冷痛,便前加剧,便后缓解,便质稀溏,每日 3~4 次,伴胸脘痞闷、腹胀、神疲、四肢乏力、心烦、失眠、无黏液脓血便,舌质淡红苔白腻,脉细弱。自 2013 年 9 月发病以来,到当地医院求诊,血常规、肝肾功能、便常规、尿常规、大便培养、腹部 B 超及电子肠镜检查均未见异常,长期予以"蒙脱石散、地衣芽孢杆菌活菌胶囊"口服治疗,但症状缓解不明显。

刻下:症见精神差,面色萎黄,神疲乏力,平素畏寒,食欲差,舌质淡红,苔白腻,脉细弱。

中医诊断:泄泻。

证候诊断:脾胃虚寒,湿滞肠道。

西医诊断:慢性胃肠炎。

治法:温中健脾,渗湿止泻。

方药:参苓白术散合五苓散。

党参 30g	麸炒白术 15g	茯苓 30g	山药 30g
陈皮 15g	薏苡仁 15g	炒白扁豆 30g	陈皮 15g
砂仁^{后下}12g	桔梗 20g	泽泻 20g	炙甘草 12g
肉桂 10g	细辛 10g	干姜 20g	白附片^{先煎}20g

煎服法:水煎温服,每天 3 次,日 1 剂。

二诊:患者服药 7 剂后,症状明显缓解,偶有腹部隐痛不适,每日解一次成形大便。嘱其坚持原方服用 1 个月后痊愈。随访 3 个月无复发。

【按】

肠易激综合征属中医学"泄泻""腹痛"范畴。《景岳全书·泄泻》曰:"泄泻之本,无不由于脾胃。"认为脾虚是发生泄泻的关键。该患者 3 年前无明显诱因出现左下腹冷痛,便前加剧,便后缓解,便质稀溏,每日 3~4 次,伴胸脘痞闷、腹胀、神疲、四肢乏力、心烦、失眠,无黏液脓血便,舌质淡红苔白腻,脉弱。分析本例患者病情,脾胃气虚,升运失调,消化与吸收障碍,则大便稀溏,"清气在下,则生飧泄"。湿滞中焦则见胸脘痞闷;脾失健运,则气血生化不足,感神疲、四肢无力;舌淡红,苔白腻即为脾虚湿盛之象。故考虑治疗应首先从健脾益气、温阳化湿入手,初诊予以参苓白术散加减治疗本病。该案例辨证分析不难,多数医者都能抓住脾胃虚弱的病机,就诊前不少中医也曾给予参苓白术散、香砂六君子汤治疗,但效果欠佳;而笔者使用参苓白术散治疗中,予以桔梗 20g、泽泻 20g。桔梗和泽泻的常用剂量分别为 3~10g 和 5~10g。方中之所以加大二药的剂量,是为了加强桔梗载药上行及泽泻渗湿利水的功效。使用大温热之药白附片、干姜、细辛温肾助阳,温化湿邪,祛风止痛收效甚佳。

案 2. 泄泻 - 急性胃肠炎 - 葛根芩连汤合五苓散

王某,女,45 岁,农民,四川省宜宾市人,2017 年 8 月 5 日初诊。

主诉:恶寒发热 7 天,脐周疼痛伴腹泻 3 天。

现病史:患者 7 天前受寒后出现恶寒、发热,头体俱痛,体温高达 39℃,遂服中药 3 剂,发热减退;3 天前出现脐周疼痛不适,下利不止,每日 6~7 次,粪质黏稠,无黏液及脓血,身热不适,肛门灼热,渴而不欲饮水,纳呆、腹胀,小便少,尿黄。

刻下:症见神清,精神差,神疲体倦,口渴不欲饮水,饮水后腹胀明显,下利不止,肛门灼热;平素畏寒、恶风,食欲差,胸闷纳呆,舌质偏红,苔黄腻,脉浮细弱。

中医诊断:泄泻。

证候诊断:邪热下利,脾虚不运。

西医诊断:急性胃肠炎。

治法:解表清里,温阳利水。

方药:葛根芩连汤合五苓散。

葛根 20g	黄芩 12g	黄连 6g	炙甘草 12g
白术 20g	猪苓 20g	桂枝 20g	泽泻 20g
茯苓 30g	干姜 20g	党参 30g	防风 10g

煎服法:3 剂,水煎温服,每天 3 次。

二诊:患者服药 3 剂后,症状明显缓解,身热已退,偶有腹部隐痛不适,每日解一次大便,稍不成形;续服 7 剂。

三诊:患者自觉疲劳好转,怕风怕冷亦有好转,腹胀已大为消减,大便亦较前畅快、成形。续服 7 剂,诸症均有好转。

【按】

葛根芩连汤方出自张仲景《伤寒论·太阳病脉证并治》,由葛根、黄芩、黄连、甘草组成,是治疗湿热下利的有效方剂。方中葛根为君药,辛甘而凉,解肌退热、升阳止泻;黄芩为臣药,清热燥湿,尤善清上焦肺胃及大肠之湿热;黄连亦为臣药,清热燥湿,厚肠止利,尤善治湿热郁阻中焦之恶心、呕吐;甘草兼作佐使,调和诸药,健脾和中,以上四味药,共奏清热燥湿、生津润燥之功。《伤寒论》第386条:"霍乱,头痛、发热、身疼痛、热多欲饮水者,五苓散主之。"此患者病初表现为恶寒发热、头身疼痛等症,其病机为外邪郁表,肺失宣肃。肺气失肃,水蓄于膀胱,故腹胀不适,小便少;应用五苓散化气利水,利小便以实大便。气化得行,津液得布,口渴自除,水道通畅而小便得下,大便以实。予以葛根芩连汤与五苓散合方,以葛根芩连汤清热燥湿止泻,以五苓散温阳化气利水,兼制苦寒药凝滞,更能温通经气脉络。因患者平素阳气偏虚,故减少黄芩、黄连用量,酌情加大干姜、党参温中之力。

第九节　痢　疾

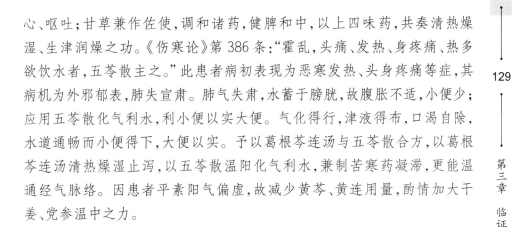

案1. 痢疾-腹泻(原因待查)-参苓白术散加减

王某,男,29岁,司机,四川省泸州市人,2015年6月18日初诊。

主诉:腹痛伴腹泻1周,加重3天。

现病史:患者于1周前因感受风热后过食冷饮致腹痛伴腹泻,泻后里急后重,夹带少许黏液,每日3~6次。于当地诊所经输液、口服药物(具体不详)后腹痛腹泻症状有所好转。3天前因受凉再次出现腹痛腹泻,伴头晕、项强、头身疼痛,偶有咳嗽。于当地诊所拿药(具体不详)服用后未见明显好转,为求进一步治疗,遂来我处进行治疗。

刻下:现患者腹痛伴腹泻,每日3~6次,大便有白色黏液,自诉有里急后重之感,纳、眠差,舌质暗淡苔白腻,脉濡细。

中医诊断:痢疾。

证候诊断:寒湿痢。

西医诊断:腹泻(原因待查)。

治法:温中止痛,健脾利湿。

方药:参苓白术散加减。

党参30g	茯苓30g	白术15g	白扁豆30g
山药30g	桔梗20g	薏苡仁15g	砂仁12g
白蔻仁15g	陈皮15g	莲子30g	炙甘草12g

煎服法:4剂,水煎,日1剂,分3次服用。

二诊(6月22日):服药后,腹痛、腹泻明显减轻,每日1~2次,纳、眠可,自诉精神较好,舌质淡苔白微腻,脉细弱。现腹痛、腹泻情况好转,疲倦乏力,要求继续服药巩固疗效,处方如下:黄芪30g,陈皮15g,当归20g,桔梗20g,白术15g,茯苓30g,肉桂10g,干姜20g,山药30g,炙甘草12g。嘱其坚持原方服用半个月后痊愈。随访3个月无复发。

【按】

寒湿痢因脾胃阳虚、湿浊内阻所致。常有下利白色稀脓或如鱼脑、脘腹痞胀、腹痛绵绵而后坠、无热、神疲、不渴、纳呆、小便清白或微黄、舌淡、脉缓或迟等症。在本病案中,患者起初因饮食生冷伤中,寒主收缩,易凝滞气血,遂出现腹痛腹泻,服药缓解后,却又受到外感寒邪的侵袭,内外相引,故腹痛腹泻之势死灰复燃,从病史过程及其疾病特征可以辨证出此乃寒湿痢,应予以温中止痛,健脾利湿,方剂予以参苓白术散加减。方中以党参、白术、茯苓、甘草(即四君子汤)平补脾胃之气,为主药。以白扁豆、薏苡仁、白蔻仁、山药之甘淡,莲子之甘涩,助白术既可健脾,又可渗湿而止泻,为辅药。以砂仁芳香醒脾,促中州运化,通上下气机,吐泻可止,为佐药。桔梗为太阴肺经的引经药,如舟车载药上行,达上焦以益肺气。此方对证而兼见肺气虚弱,久咳痰多者,亦颇为相宜,为培土生金之法。诸药合用,共奏益气健脾、渗湿止泻之功。二诊患者腹痛腹泻情况大有好转,故减轻渗湿止泻的力度,增加肉桂以温阳扶正、当归以补血助气;增加黄芪以益气止泻。

案2. 痢疾 - 细菌性痢疾 - 芍药汤加减

李某,男,38岁,个体户,泸州市古蔺县人,2015年10月12日初诊。

主诉:腹痛伴腹泻两天。

现病史:患者于两天前无明显诱因开始出现腹痛伴腹泻,每日3~7次,里急后重,黏稠如胶冻,腥臭,肛门灼热。于当地诊所拿药(具体不详)后未见症状明显缓解,遂来我院就诊。

刻下:自觉腹痛伴腹泻,每日3~6次,伴里急后重、肛门灼热疼痛,便下黏稠腥臭、小便短赤,四肢乏力,纳、眠差。舌苔黄腻,脉滑数。

中医诊断:痢疾。

证候诊断:湿热痢。

西医诊断:腹泻(原因待查)。

治法:清热利湿,调气和血。

方药:芍药汤加减。

白芍 30g	当归 20g	炙甘草 12g	木香 15g
槟榔 10g	大黄 15g	黄芩 12g	黄连 8g
肉桂 10g	金银花 20g		

煎服法:3剂,水煎,日1剂,分3次服用。

二诊:腹痛、腹泻症状大有好转,现每日1~3次,腹痛大大减轻,患者自诉里急后重、肛门灼热之感少有发生,纳差,眠可,自觉精神状态有所好转。但自觉偶有怕冷、疲倦。继续予以芍药汤加减。处方:白芍30g,当归20g,黄芪40g,甘草12g,白术20g,乌梅12g,大黄15g,黄芩12g,黄连6g,肉桂10g,干姜20g。嘱其坚持上方服用半个月后痊愈。随访3个月无复发。

【按】

湿热型痢疾是痢疾最常见的一种类型,尤其是在夏、秋季节,湿热邪气盛行,若为湿热体质,则易内外相引,出现下利赤白脓血。临床常用芍药汤加减。方中黄芩、黄连性味苦寒,入大肠经,功擅清热燥湿解毒,以除致病之因,为君药。重用白芍养血和营、缓急止痛,配以当归养血活血,体现了"行血则便脓自愈"之意,且可兼顾湿热邪毒熏灼肠络,伤耗阴血之虑;木香、槟榔行气导滞,"调气则后重自除",四药相配,调和气血,是为臣药。大黄苦寒沉降,合芩、连则清热燥湿之功著,合归、芍则活血行气之力彰,其泻下通腑作用可通导湿热积滞从大便而去,体现"通因通用"之法。方用少量肉桂,其辛热温通之性,既可助归、芍行血和营,又可防呕逆拒药,属佐助兼反佐之用。炙甘草和中调药,与白芍相配,又能缓急止痛,亦为佐使。诸药合用,湿去热清,气血调和,故下利可愈。

临证时,瘀热较重,痢下鲜红,加地榆15g、桃仁15g、赤芍30g、牡丹皮15g凉血活血,解毒止痢。若痢疾初起,兼有表证者,可用活人败毒散,以解表举陷。若寒热错杂,可用乌梅丸寒热同治。

第十节 便 秘

案 1. 便秘 - 慢性传输型便秘 - 黄芪汤

谢某,男,69 岁,泸县人,退休教师,2015 年 8 月 25 日初诊。

主诉:反复便秘伴腹痛两年余,加重两周。

现病史:患者于两年前无明显诱因开始出现腹痛、大便困难、大便不成形,伴有强烈大便不尽感,自觉乏力、易疲倦,怕冷,偶有嗳气、呃逆,自诉平素易感冒、动则出汗,自行于当地药店拿药(通便灵胶囊、麻仁软胶囊)服用后有所缓解,遂未予以进一步诊治。近 2 周,患者大便难排的情况加重,临厕努挣乏力,便后更加乏力、汗出气短,伴腹部胀满疼痛、嗳气、肢倦懒言、纳、眠差。

刻下:大便难解,便后乏力、汗出气短,伴腹部胀满疼痛、嗳气、纳、眠差。舌质淡苔薄白,脉弱。

中医诊断:便秘。

证候诊断:气虚秘。

西医诊断:便秘。

治法:补气健脾,润肠通便。

方药:黄芪汤加减。

黄芪 40g	火麻仁 30g	陈皮 15g	赤芍 30g
当归 20g	桔梗 15g	瓜蒌 30g	杏仁 15g
生白术 30g	苍术 20g	肉苁蓉 40g	

煎服法:5 剂,水煎,日 1 剂,分 3 次服用。

二诊(9 月 2 日):服药后,大便难排症状有所好转,已行 3 次,干结如羊屎状,腹痛腹胀、嗳气、纳差明显好转,自诉精神稍好,舌质暗淡苔薄白,脉沉。现大便困难情况好转,但仍存在怕冷、汗出、乏力、眠差,要求继续服药。处方:黄芪 60g,火麻仁 15g,陈皮 15g,当归 20g,桔梗 15g,杏仁 12g,白术 30g,茯苓 30g,肉苁蓉 40g,肉桂 10g,山药 30g。汤药 5 剂,续服。患者反映服药后怕冷汗出情况有所改善,精神状态有所好转,纳、眠尚可。

【按】

气虚便秘一般病程较长,由虚致实,虚实夹杂。方用黄芪汤补气健脾,润肠通便,另合二术苁蓉通便汤。方中黄芪大补脾肺之气,为方中主药,火麻仁润肠通便,陈皮理气,当归、赤芍润肠通便,桔梗、瓜蒌、杏仁宽胸助便。若气虚较甚,可加人参、生白术,"中气足则便尿如常"。若气虚下陷脱肛者,则用补中益气汤;若肺气不足者,可加用生脉散;若日久肾气不足,可用大补元煎。二诊时患者便秘情况有所好转,阳虚症状稍微突显出来,遂于原方中去除瓜蒌、减轻火麻仁用量;加重黄芪用量;另加肉桂增强温阳之力。

案 2. 便秘 - 便秘 - 麻子仁丸

郭某,女,29 岁,四川省宜宾市人,公务员,2015 年 10 月 15 日初诊。

主诉:反复便秘 6 个月余,加重 1 周。

现病史:患者于 6 个月前无明显诱因出现大便干结,2~4 天行一次大便,如羊屎状,伴腹胀腹痛,口干口臭,面红心烦,颜面生痤疮,常有身热,小便短赤,舌红苔黄腻,脉滑数。曾于当地诊所拿药(具体不详)服用,服药后稍有好转,一旦停药则大便难行。患者未曾到医院系统治疗,便秘症状未曾缓解,今患者为求进一步诊治,遂来我院门诊求治。

刻下:患者自诉大便 3~5 日一行,自觉肛门坠胀疼痛、灼热,大便如羊屎状,偶有血丝。口干口臭、面色较红,颜面痤疮较多,腹部胀痛,小便短赤,舌红苔黄燥,有裂纹,脉弦滑数。

中医诊断:便秘。

证候诊断:热秘。

西医诊断:便秘。

治法:泻热导滞,润肠通便。

方药:麻子仁丸加减。

麻子仁 30g	杏仁 10g	赤芍 30g	炒枳实 30g
厚朴 30	生大黄^{后下}20g	白术 20g	葛根 20g
炙甘草 12g			

煎服法:5 剂,水煎,日 1 剂,分 3 次服用。

二诊:10 月 23 日,服药后第二天大便已行一次,干结如羊屎状,后几乎每天都行大便至少一次,腹痛腹胀、肛门坠胀灼热症状明显好转,自诉口干口苦有所好转,舌质红苔黄燥,伴裂纹,舌体稍带津液,脉滑数。要求继续服药。处方:麻子仁30g,杏仁15g,赤芍30g,炒枳实30g,厚朴(炙)30g,白术30g,麦冬20g,肉苁蓉40g,炙甘草12g。汤药5剂,继服,续观。

【按】

热秘的治疗需要泻热导滞、润肠通便。方用麻子仁丸,方中麻子仁性味甘平,质润多脂,功能润肠通便,为君药。杏仁上肃肺气,下润大肠;芍药养血敛阴,缓急止痛为臣。生大黄、炒枳实、厚朴即小承气汤,以轻下热结,除胃肠燥热,为佐。本方虽用小承气汤,但生大黄、厚朴的用量减少,增加了质润的麻仁、杏仁、芍药等,一则益阴增液以润肠通便,腑气通,津液行,二则甘润减缓小承气攻下之力。本方具有下不伤正、润而不腻、攻润相合的特点,以达润肠、通便、缓下之功,使燥热去,阴液复,而大便自调。二诊时便秘情况大大缓解,故去生大黄加肉苁蓉以增强润肠通便之力;增加麦冬滋阴以防止肠道津液耗伤。

案3. 便秘-慢性传输型便秘-二术通便汤

李某,女,59岁,宜宾市江安县人,商人,2017年6月12日初诊。

主诉:反复便秘1年余,加重半月余。

现病史:患者于1年前无明显诱因出现排便时间延长,大便干结难解,3~4天行一次大便,每次排便时间约30分钟,大便色黑,便前腹胀,便后缓解,矢气后腹胀亦能缓解,伴纳差、嗳气,进食后腹胀更甚,疲倦乏力,长期服用莫沙必利、麻仁丸等,上述症状能缓解。半个月前患者便秘症状逐渐加重,服用上述药物症状缓解不明显,今患者为求进一步诊治,遂来我院门诊求治。

刻下:患者自诉大便4~6日一行,每次排便30分钟以上,排便费力,便后带少量鲜血。口渴不欲饮水,口臭,疲倦乏力,腹部胀满,矢气、嗳气后可缓解,小便稍黄,舌淡红苔黄腻,舌质干燥,脉滑弱。

中医诊断:便秘。

证候诊断:气虚秘。

西医诊断:便秘。

治法:健脾益气,润肠通便。

方药:二术通便汤加减。

苍术 30g　　　生白术 30g　　　肉苁蓉 40g　　　炒枳实 30g

厚朴 30g　　　炙甘草 12g　　　玄参 30g

煎服法:5 剂,水煎,日 1 剂,分 3 次服用。

二诊(6 月 18 日):服药第 3 天排便一次,排便费力较前缓解,排便时间缩短,第 4 天解大便一次,排便量少,腹胀不适较前缓解,疲倦乏力,口干口腻,舌苔黄腻,脉滑弱。继续予以中药汤剂调理,继续予以二术通便汤加黄芪 40g、葛根 30g、党参 20g,汤药 7 剂,继服,续观。

【按】

二术通便汤是根据已故脾胃病专家、四川省名医周德端教授治疗便秘的经验方化裁而成。白术味苦温,健脾益气,培土生金,《伤寒论》174 条载"若其人大便硬,小便自利者,去桂加白术主之",有用白术通大便的记载。苍术味辛、苦、性温,健脾燥湿,也是润肠通便的良药,据现代药理学研究,苍术对胃肠运动有明显的双向调节作用,与白术共为君药,加强其健脾益气之功。枳实破气消痞,去有形实满,故为臣药;肉苁蓉归大肠经,暖脾阳,润肠道,益精血,四药相配,共奏益气润肠之功。本方以健脾益气、润肠通便为主。二诊时患者便秘情况缓解,觉疲倦乏力,故加黄芪、党参益气健脾,葛根生津止渴,加强润肠之功。

第十一节　血　　证

案 1. 血证 - 上消化道出血 - 大黄白及糊

王某,男,70 岁,退休干部,四川省泸州市人,2017 年 4 月 10 日初诊。

主诉:解黑粪 20 余天,加重伴解暗红色血便 1 天。

现病史:患者自 2007 年 3 月中旬起无明显诱因出现解黑粪,约每日 1 次,质干,伴胃脘部隐痛不适,时轻时重,食欲欠佳,身软乏力,舌淡红苔薄,脉弱。自行予以胃康灵胶囊治疗,收效甚微。2017 年 4 月 9 日患者饮酒后解暗红色血便三次达 1 500g,伴头晕目眩,肢冷汗出,疲倦乏力,站立不稳,遂来我院就诊。

刻下:症见神清,精神极差,面色淡白,舌淡,苔薄白,脉细数。察其体,腹部平坦,全腹未见胃肠型及蠕动波,无腹壁静脉曲张,腹软,中上腹轻压痛,全腹无痛及肌紧张。肝脾未扪及,墨菲征阴性,麦氏征阴性,肝肾区无叩击痛,移动性浊音阴性,肠鸣音活跃,7~8 次 /min,无气过水声。诊其脉细数。急诊胃镜示十二指肠球部溃疡(Forrest Ia)。

中医诊断:血证(便血)。

证候诊断:脾不统血。

西医诊断:急性上消化道出血。

治法:健脾益气固脱。

方药:大黄白及糊加减。

　　　　酒大黄 6g　　　白及 36g

煎服法:水煎服,日 1 剂,分 3 次服用。

二诊:患者服用 4 剂后,未见呕血,解黑色大便,隐血(+)。继续服用中药汤剂 7 剂,解黄色成形大便。

【按】

上消化道出血属中医学"血证"范畴,其病机可分为火热熏灼、迫血妄行及气虚不摄、血溢脉外两类。上消化道出血以火热熏灼、迫血妄行为多见。根据"急则治其标,缓则治其本"的原则,运用大黄白及糊。大黄是治疗上消化道出血之良药,性味苦寒,具有清热解毒、凉血止血、活血消瘀之功,且能推陈致新。大黄泻火通腑,活血祛瘀,降气以降血,止血而不留瘀。白及甘苦微寒,能收敛止血、消肿生肌,共奏泻火止血、活血祛瘀之功。

案 2. 血证 - 上消化道出血 - 红参甘草汤

郭某,女,42 岁,四川省宜宾市人,业务员,2017 年 4 月 10 日初诊。

主诉:呕血伴解黑粪 6 小时。

现病史:患者于 1 天前因饮酒后突发呕血,约 30ml,色鲜红,解黑色稀糊状大便 1 次,伴身软乏力,头晕,胃脘部隐痛不适,按之稍觉舒缓,自行服用云南白药胶囊,未进一步诊治;1 小时前患者再次呕血,色鲜红,量约200ml,伴解黑色稀糊状大便两次,身软乏力,汗出肢冷,头晕目眩,语声低微,胃脘部隐痛,今患者为求进一步诊治,遂来我院门诊求治。

刻下:患者语声低微,身软乏力,汗出肢冷,口渴,烦躁不安,头晕心悸,自觉胃脘部隐痛,小便短少,色深黄,解暗红色稀糊状大便一次,舌淡苔白腻,有裂纹,脉细数。

中医诊断:呕血。

证候诊断:脾不统血。

西医诊断:急性上消化道出血。

治法:健脾益气固脱。

方药:红参甘草汤。

      红参 30g   甘草 60g

煎服法:3 剂,水煎,日 1 剂,分 3 次服用。

二诊(4 月 13 日):服药后第 2 天未再呕血,解黑色不成形大便一次,水冲后未变红,汗出肢冷、烦躁不安明显缓解,继续服用 2 剂,疲倦乏力好转,解黑色成形大便一次,水冲后未变红,余诊皆有明显改善。

【按】

笔者认为上消化道大出血按照中医辨证大多属于脾不统血、气随血脱的虚寒证,其病机是气随血脱,元气大伤,血溢脉外;气虚为本,血虚为标,治当益气固脱、生血止血。《内经》曰:"有形之血不能速生,无形之气所当急固。"正如清代唐容川《血证论》所言:"血尽气亦尽也,危脱之证,独参汤救护其气,使气不脱则血不奔也。"红参甘草汤中甘草味甘,性平,无毒,可治五脏六腑寒热邪气,缓正气,养阴血,补脾胃,其甘温濡润,走血分,属脾经,无芪、术温燥耗伤阴血,附、姜、芍、归等行气之品行气动血之弊,重用以健脾益气;红参味甘、微苦,性温,归脾、肺、心经,具有大补元气、复脉固脱、益气摄血的功效,标本兼顾;二药合用共同发挥益气固脱、生血止血、补中气缓急止痛的作用。

第十二节　痹　证

案　痹证 - 类风湿关节炎 - 温肾运脾方

贺某,女,65 岁,农民,于 2018 年 4 月 9 日初诊。

主诉:多关节对称性反复肿痛 3 年,加重半个月。

现病史:患者 3 年前出现双足跖趾关节与双膝关节疼痛,就诊于当地医院,间断中西药治疗,可缓解。半个月前周身多关节对称性肿痛,主要累及双手近端指间关节、掌指关节,双膝关节及双足跖趾关节,晨僵大于 1 小时,伴双下肢乏力、发凉、肿胀。

刻下:周身多关节疼痛,双下肢屈伸不利,双下肢发凉、肿胀,腰膝酸软,劳累及久立后加重,口苦,咽干,食欲差,舌淡红苔白厚,脉细滑。

中医诊断:痹证。

证候诊断:脾肾不足,寒湿瘀阻。

西医诊断:类风湿关节炎。

治法:温肾助阳,运脾化湿,通络止痛。

方药:自拟温肾运脾方加减。

肉桂 10g	干姜 20g	附片^{先煎} 30g	黄芪 40g
萆薢 30g	威灵仙 30g	络石藤 30g	细辛 10g
寄生 30g	杜仲 15g	山药 30g	茯苓 30g
党参 30g	僵蚕 15g	炙甘草 12g	

煎服法:7 剂,日 1 剂,水煎服,每日 3 次,饭后温服。

二诊(2018 年 4 月 18 日):患者诸关节疼痛缓解,下肢肿胀、发凉减轻,口苦,咽干,纳食欠佳,上方加白术 20g,14 剂,日 1 剂。

三诊(2018 年 5 月 3 日):患者诸症好转,病情稳定,效不更方,续守上方,14 剂,日 1 剂,以资巩固。嘱其避风寒,畅情志。

【按】

《内经》云:"风雨寒热不得虚,邪不独伤人,卒然逢疾风暴雨而不病者,盖无虚,故邪不独伤人,此必因虚邪之风,与其身形,两虚相得,乃客其形。"《素问》云:"风、寒、湿三气杂至,合而为痹。其风气胜者为行痹,寒气胜者为痛痹,湿气胜者为着痹。"骨痹不已,复感于邪,内舍于脾,脾主运化水湿。脾运化水湿功能失常,必然导致水液在体内停滞,从而产生湿浊等病理产物。肾主水,主骨,主调节人体水液代谢的功能,一是将水谷精微中具有濡养滋润脏腑组织作用的津液输布周身,二是将各脏腑组织代谢利用后的浊液排出体外。先天禀赋不足,或年迈脏气日衰,或不节饮食,导致脾失健运、肾脏功能失调,水液代谢障碍,痰湿不能泄化,湿浊内生,聚而成毒,并与血相结为浊瘀,滞留于经脉,湿瘀郁久亦可化热,而致湿热毒瘀互结,则骨节肿痛、关节畸形,甚则溃破,渗溢脂膏。故以黄芪、山药、党参补气健脾,肉桂、附片、干姜、杜仲温肾补阳,威灵仙、寄生、络石藤、僵蚕祛风除湿、通络止痛、补肝肾,萆薢、茯苓祛风湿,利湿浊。

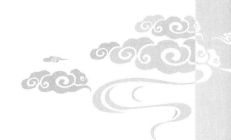

第四章　医论探花

论一　治疗幽门螺杆菌相关性胃炎的经验

幽门螺杆菌（Hp）相关性胃炎是消化内科的常见病、多发病。据报道，90%以上的慢性胃炎都有幽门螺杆菌感染的情况。临床主要表现为上腹胀满、嘈杂、纳呆和上腹隐痛等症状，病程缠绵，容易复发和癌变，治疗棘手。现将笔者治疗幽门螺杆菌相关性胃炎的经验总结如下。

一、病因

中医典籍中无"幽门螺杆菌相关性胃炎"病名。根据主要临床表现，笔者深究经典，认为中医的病名诊断宜取"胃胀""胃痞""嘈杂""胃脘痛"。现代医学认为，幽门螺杆菌相关性胃炎的主要病因为幽门螺杆菌感染。中医学认为，"正气存内，邪不可干""邪之所凑，其气必虚""四季脾旺不受邪""内伤脾胃，百病内生"。本人站在巨人肩上，提出"幽门螺杆菌感染主要与正气虚弱有关，脾胃内伤，脾失健运是本病发病的根本内因"的观点。脾虚则湿邪内蕴而化热，变生湿热。湿热内蕴为幽门螺杆菌感染的温床，为幽门螺杆菌定植提供了沃土。本病属中医内伤杂病，病位关乎胃、脾、肝、胆。胃与脾以膜相连，胃以和降为顺，脾以健运为常，脾健令精气敷布全身，胃和则浊气转输于魄门。胃有病，必令脾无所输化；脾失健，每致胃不能纳谷。本病虽病在胃，却与脾不可分割。一般胃炎初期，多表现为胃失和降，症见痛、胀并作；以后波及脾，健运失职，症见神疲、纳呆及气血生化不足之虚象。脾反过来又影响胃的通降功能，形成脾胃皆病，虚实互见。肝胆与脾胃是木土相克关系，肝胆主疏泄条达，也关系到脾胃的升降功能。若肝气横逆，木旺乘土；木郁不达，中土壅滞；肝火亢炽，迫灼胃阴；肝血不足，胃失滋养。胆、胃皆主降,《内经》有"邪在胆,逆在胃"之说,可见,胆有邪可影响胃。胃炎的发作或证情的进退,常与情志变动有关。其病机总离不开气机郁结,是肝胆失于疏泄,进而殃及脾胃的升降使然。有鉴于此,本人认为,幽门螺杆菌相关性胃炎以脾胃虚弱为本,湿热中阻为标,与湿热体质密切相关,虽病在胃,与脾、肝、胆有关。

二、临证特色

1. 治疗崇尚辛散苦泄,勿忘补虚

幽门螺杆菌相关性胃炎的病机特点为寒热错杂。寒,多由饮食生冷,积冷成寒,或脾胃虚弱,寒从内生;热,多因嗜食辛辣酒醴,湿热内蕴。因此,本人治疗幽门螺杆菌相关性胃炎崇尚辛散苦泄。《内经》云"辛以散之,苦以泄之"。辛散苦泄法以苦辛合用,寒热兼施,一阴一阳,一开一降,有开泄痞塞、解散寒热、调节升降、疏利脾胃气机的治疗作用。本人选用的辛药有法半夏、干姜、高良姜、桂枝、厚朴等,大凡气得寒而凝滞,得热则散行,故用辛药有开结散痞、温中散寒、通阳运滞之功,临证时根据证情轻重,临机选用。苦药常用黄连、黄芩、龙胆、蒲公英等。前贤认为,"苦寒败胃",似不宜用于幽门螺杆菌相关性胃炎,本人并不拘泥于此说。苦药不仅可降上逆之胃气,清泻胃中之蓄热,且有健胃之功。以龙胆为例,一般将其作为清泻肝胆之火用,而本人用其清胃、健胃有良效。《医学衷中参西录》有载:"龙胆草,味苦微酸,为胃家正药。其苦也,能降胃气,坚胃质;其酸也,能补益胃中酸汁,消化饮食。凡胃热气逆,胃汁短少,不能食者,服之可以开胃进食。"因胃为六腑之一,有"传化物而不藏"的生理功能,以通为补,苦以降逆,正顺应了胃的生理特征。而且其与辛药配伍,既可制其寒,又有相反相成的作用。本人认为,脾胃内伤、脾失健运是幽门螺杆菌相关性胃炎发病的根本内因。因此,在治疗本病时,勿忘补虚。常在方药中加入黄芪、山药、党参等益气健脾之品,从而大大提高了临床疗效。

2. 中西结合抗 Hp

现代医学认为,幽门螺杆菌相关性胃炎的主要病因为幽门螺杆菌感染。根除幽门螺杆菌成为治疗本病的重要组成部分之一。西药常采用质子泵抑制剂(PPI)+两种抗生素根除幽门螺杆菌。但在临床中发现,西药存在普遍耐药,且有复发现象。幽门螺杆菌相关性胃炎与湿热体质密切相

关。本人结合中医体质学说,在常规采用 PPI+ 两种抗生素的基础上,联合具有疏肝健脾、清热和胃功效的柴芍胃炎颗粒(四逆散合左金丸加味)改善了幽门螺杆菌相关性胃炎的湿热体质,大大提高了幽门螺杆菌的转阴率,降低了复发率。值得注意的是,口服柴芍胃炎颗粒的疗程较长,一般为 6 个月至 1 年不等,因体质改变与遗传有关,改变较缓慢。

3. 强调身心,治神为先

强调身心调理是本人治疗幽门螺杆菌相关性胃炎的又一特色。裴沛然曾云:"中医历来重视心理治疗,一个不重视心理治疗的医生,不是一个负责的医生。"情志因素先伤气机继伤脏腑,情志致病常以气机为中介。早期出现气机紊乱,日久不解则伤及脏腑。本人通过多年临床观察发现,在消化内科就诊的患者中约一半以上有不同程度的心理问题,幽门螺杆菌相关性胃炎患者多有较重的思想负担。同时,由于现代社会竞争激烈、工作压力大、生活节奏快等因素,导致患者性情急躁、多思忧虑、高度紧张等,都可以使临床症状加重。因此,临床对幽门螺杆菌相关性胃炎的治疗仅仅依靠药物是不够的,应心身同治,即心理疏导与药物治疗相结合。本人临诊时常疏导患者,增强其治疗信心,保持心情舒畅;并多加用合欢花、白梅花、玫瑰花、郁金等具有解郁宽心功效的药物,食疗中多加黄花菜。在正确应用药物治疗的基础上,配合情志、饮食调理,更有利于患者病情的缓解或较快康复。

4. 善后调理,注意饮食宜忌

本人认为,幽门螺杆菌相关性胃炎病程较长,更宜重视食物的调养,是为"三分药,七分养"。认为食物的调养具有以下两重意义:其一是饮食有节,勿伤脾胃;其二是通过饮食来调养脾胃。在《格致余论·饮食箴》中有"因纵口味,五味之过,疾病蜂起"的论述,说明饮食不节可生疾病,而饮食有节对身体有益。本人常根据食物的性味、患者的体质和疾病的证型来指导患者选择饮食。如阳虚体质或胃中有寒者,可选羊肉、生姜、花椒、龙眼肉等温热性质的食品;阴虚体质或胃有积热者可选用怀山药、百合、薏苡仁、莲子等健脾益胃之品。因食物调养在脾胃病的治疗和康复中具有特殊作用。本人要求患者饮食宜清淡、柔软、易消化,少食多餐,忌烟酒及葱蒜,少饮浓茶、咖啡、可乐等。

5. 善用药对

已故近代名医施今墨先生云:"临证如临阵,用药如用兵。必须明于辨证候,详慎组方,灵活用药。不知医理,即难辨证;辨证不明,无从立法;逐致堆砌药味,杂乱无章。"本人认为,中医药的生命在于疗效,而疗效则来自明确的辨证和精当的用药。只有熟谙药物的性能,掌握药物的特点,灵活地加以配伍应用,才能提高疗效。博采众方,经过多年的临床实践,总结出治疗幽门螺杆菌相关性胃炎的对药。如黄连与吴茱萸:《丹溪心法》左金丸中吴茱萸、黄连组成之比为1∶6;《太平圣惠方》《景岳全书》中吴茱萸、黄连组成之比为1∶1,而本人认为,寒热错杂之证,临证之际颇为多见。但寒热的比重,却是千变万化,故用药的分量,也应随着寒热的变化而增减。如热甚者,多取黄连,少佐吴茱萸;反之寒甚者,则多用吴茱萸,少取黄连;若寒热相同,则二者各半为宜。本人在临证处方中,习用炒黄连,一者去其辛燥,二者防其苦寒败胃。藿香与佩兰:芳香化浊,兼有表散。藿香与白蔻:芳香化浊,和中化湿力较强。柴胡与白芍:疏肝柔肝。黄连与干姜、花椒、半夏:辛开苦降,以辛为主,苦是反佐。乌贼骨与瓦楞子:化瘀止痛制酸。瓦楞子与凤凰衣:护膜止痛制酸。木蝴蝶与凤凰衣:护膜生肌。三七与白及:护膜止血消肿。

论二　基于"去宛陈莝"理论指导治疗急腹症的临床体会

　　"去宛陈莝"一语出自《素问·汤液醪醴论篇》,原文如下。岐伯曰:"平治于权衡,去宛陈莝,微动四极,温衣缪刺其处,以复其形。开鬼门,洁净府,精以时服,五阳已布,疏涤五脏。故精自生,形自盛,骨肉相保,巨气乃平。"历代医家多认为"开鬼门"是发汗消肿,"洁净府"是利水消肿,"去宛陈莝"为逐水消肿,但本条并非仅论水肿之治。

　　"去宛陈莝"的"去"为清除、祛除;"陈"历代释为"久也";"宛"普遍认为应有两个意思:一指疾病,二指部位。"宛"指四周高中间凹,有宛丘之说。"宛"乃中焦部位。唯"莝"一字有不同的注解,可归纳为以下几种:一作"斩草"解,张景岳《类经》中曰:"莝,斩草也。谓去其水气之陈积,欲如斩草而渐除之也。"二作"腐"解,清代高士宗《素问直解》道:"莝,腐也。去宛陈莝,谓津液充廓,则去其积久之腐秽",张志聪《素问集解》道:"腐者为莝"。另一些现代译释《素问》的书及名词术语解释中,将"陈莝"合解为"陈草",言去除堆积的陈草。综上，"去宛陈莝"狭义即祛除郁积于体内的陈秽水湿之邪，广义上即指祛除存于体内的各种病理之邪。

急腹症的临床主症主要可归纳为：痛、呕、胀、闭、炎五组症状，与《伤寒论》阳明篇的论述不谋而合，仲景言"阳明之为病，胃家实是也"，此为阳明病之提纲。胃家指胃与大小肠等，结合现代临床而言，亦旁及消化系的其他脏器。"实"即指邪盛，阳气太盛导致津液亏损而成阳明腑实证。"太阳病，若发汗，若下，若利小便，此亡津液，胃中干燥，因转属阳明，不更衣，内实，大便难者，此名阳明也"。中医学认为胃、胆、大小肠等腑均应空虚而不能实满。《素问·五脏别论篇》曰："六腑者，传物化而不藏，故实而不能满也，所以然者，水谷入口则胃实而肠虚，食下则肠实而胃虚。故曰实而不满，满而不实也。"又曰："故泻而不藏，此受五脏浊气，名曰传化之府。此不能久留，输泻者也。魄门亦为五脏使，水谷不得久藏。"故可知，治疗急腹症就是要将失去通降下行功能的腑恢复到"泻而不藏"的生理状态，泻下通腑是急腹症类疾病的治疗原则。

《素问·至真要大论篇》提出"其下者引而竭之""中满者，泻之于内"的治法，是通过荡涤肠胃，使停留在肠胃的宿食、燥屎、冷积、瘀血、结痰、水饮等从下窍而出，以祛邪除病的治疗方法。通便泻热攻下法是张仲景运用最多的一种攻下方法，方剂变化也最复杂，主要通过通泻大便，使邪热瘀阻从下而出，以期病愈。《金匮要略》载："按之心下满痛者，此为实，当下之，宜大柴胡汤。"大柴胡汤系张仲景《伤寒杂病论》中的名方之一，由柴胡、黄芩、芍药、半夏、枳实、大黄、大枣、生姜组成，主治少阳阳明合病，症见往来寒热，胸胁苦满，呕不止，郁郁微烦，心下痞硬或满痛，大便秘结或胁热下利，舌苔黄，脉弦有力者。

本人根据以上理论，总结出治疗急腹症的经验方胰瘅1号。此方是在大柴胡汤的基础上化裁而来，方中大黄味苦性寒，泻热通便，荡涤胃肠积滞，兼以泻火解毒，活血化瘀，既能清无形之邪热，又能消有形之瘀滞，使邪热从大便而出，为君药；芒硝味咸性寒，善于泻热软坚，润燥通便，为臣药；柴胡、黄芩具有疏肝理气、清热解毒之功，丹参活血化瘀，共为佐药；白芷消肿止痛，枳实、厚朴行气导滞，为使药；甘草调和诸药。诸药合用，共奏疏肝理气、清热通腑之功，对临床各种急腹症有着良好的治疗作用。现将胰瘅1号治疗急性胰腺炎、不全性肠梗阻、急性阑尾炎、急性胆囊炎等急腹症的临证心得介绍如下。

一、急性胰腺炎的临证心得

急性胰腺炎（AP）是临床常见的消化道急症。在 AP 病程中，由于炎性刺激、肠缺血等因素，肠道蠕动功能受到抑制，发生麻痹性肠梗阻、胃肠黏膜屏障受损、内毒素血症、继发肠道细菌移位、免疫功能障碍，继而引起胃肠功能衰竭，后者被认为是促进全身性炎症反应综合征（SIRS）和多器官功能不全综合征（MODS）的主要病理环节。多项研究已证实，重症急性胰腺炎（SAP）的严重程度及预后与早期胃肠功能障碍的程度密不可分，尽早恢复胃肠运动是阻止 SAP 病程向危重演变的关键。理论上，胃肠动力学的恢复和改善是缓解和预防胃肠功能衰竭最关键最有效的方法，现代医学使用胃肠道促动力药物（如西沙必利、吗丁啉等）和生长抑素及其类似物（如奥曲肽）进行治疗，但上述药物临床疗效均不理想。以通里攻下法为主的中医药治疗手段已被证实在解决这一问题上起到了重要的作用。而本人认为，仅单纯通里攻下法对缓解胃肠功能障碍的疗效依旧不理想，进而提出了通腑泻浊、清热解毒、活血散瘀、行气止痛的总体治则，临床证实能明显提高疗效。

胰腺居于腹中，胰管从胰尾经胰体部走向胰头，与胆总管同开口于十二指肠乳头部，将胰液胆汁排出参与消化。若因种种原因排泄不畅或堵塞，导致胰酶在胰腺内被激活，则可引起胰腺组织自身消化、水肿、出血，甚至坏死等一系列炎症反应。这一解剖特点决定了其具有"腑"的特点：以通为用，实而不满，泄而不藏。当病程为 AP 时，由于胰腺的局部或弥漫性水肿、包膜张力增高，炎性刺激和牵拉包膜上的神经末梢，出现"呕不止、心下急、郁郁微烦者"（《伤寒论·辨太阳病脉证并治》）等症状，其"心下"，指的是腹部。心下急由阳明腑气不通与少阳枢机不利、气机阻滞所致。当病程发展为 SAP 时，炎性渗出进一步加重，肠道细菌移位、肠黏膜屏障破坏、内毒素血症、继发腹腔感染，可出现"心中痞硬，呕吐"，"不大便五六日，舌上燥而渴，日晡所小有潮热，从心下至少腹硬满而痛，不可近者。"（《伤寒论·辨太阳病脉证并治篇》）等症状，此为阳热之邪与有形之邪相结，气血阻滞所致，病情进一步加重。若邪热腑实仍不解，入营入血，则出现"心下痛，按之石硬""喘冒不能卧""发热谵语"等症状，此为燥热结实，热邪深伏于里,瘀热互结所致,此为变证,病情危重。

"腑"具有"泻而不藏、实而不能满、动而不静、走而不守"的生理特点,因此"通法"贯穿于整个AP治疗的始终。这里的"通"非单纯"泻下",而是含有两层意义。一为保持胰腺的管腔、窍孔等通道处于通畅没有梗阻的状态;二为使人体内气血津液的流动顺畅,胰腺等脏腑、组织器官逐渐恢复其正常的生理功能。古代中医学在本病的治疗上有丰富的经验,如《伤寒论》中"结胸热实,脉沉而紧,心下痛,按之石硬者",甚则"从心下至少腹,硬满而痛,不可近者,大陷胸汤主之","发汗不解,腹满痛者,急下之,宜大承气汤"的记载,均对后世医家从事中医药治疗急性胰腺的研究有很大的指导意义。目前急性胰腺炎的中医辨证分型尚无统一的方案,按其临床证候特点,一般主要分为肝郁气滞、肠胃热结、肝胆湿热,治疗上又以疏肝利胆、通腑泻热、清热解毒、活血化瘀、益气扶正为基本治则。绝大多数医家的方药都以"通"为主,且通法的运用并不局限于是否存在燥屎。其与温病学家吴又可"攻邪勿拘结粪"之意同,通过攻下使毒有出路,瘀能通散。正如《医学真传》云:"夫通则不痛,理也;但通之之法,各有不同。调气以和血,调血以和气,通也;下逆者使之上行,中结者使之旁达,亦通也;虚者助之使通,寒者温之使通,无非通之之法也。若必以下泄为通,则妄矣。"事实证明,急性胰腺炎应用通法、泻下之后,腹痛、呕吐等临床症状可较快减轻或消失,各种全身局部并发症的发生明显减少。本人提出以通腑泻浊、清热解毒、活血散瘀、行气止痛为总体治疗原则,紧紧抓住"腑实"这一关键病机,仅将其分为急性期与缓解期。急性期以"腑实"为主,湿、热、瘀、毒兼夹,正气不虚,痛、呕、胀、闭诸症俱见,治疗以"通"为用,将通腑泻浊、清热解毒、活血散瘀、行气止痛作为基本治则,口服或灌胃、灌肠柴黄清胰活血颗粒,外敷选胰瘅贴联合六合丹,以期内外并治。柴黄清胰活血颗粒由柴胡、黄芩、枳实、厚朴、栀子、桃仁、赤芍、丹参、白芍、生大黄、延胡索、黄芪、甘草、蒲公英等药物组成,每包10g,每次1包兑至100ml口服或灌胃、灌肠,根据患者病情进行调整。需注意:凌晨0~6点停止灌胃和灌肠,保证患者有充足的睡眠,同时便于观察有无自主排气、排便。但如果患者夜间急性发病入院,第1个凌晨则无上述限制。胰瘅贴主要组成为连翘、酒大黄、黄柏、蒲公英、姜黄、白芷、栀子、天花粉、酒川芎、姜厚朴、陈皮、天南星、甘草等。六合丹主要组成为生大黄、黄柏、白芷、白及、薄荷、乌梅等。胰瘅贴10g用白醋调匀,平铺于纱布上外敷左上腹胰腺体表投射区,加 TDP 红外线照射 20 分钟,每日一次。六合丹 30g 用适量蜂蜜调匀外敷,全腹上面覆盖菜叶 8 小时,每日一次,两者可交替使用。内服、外用、静脉给药综合治疗,可清除肠道内毒、抗菌解毒、减少菌群移位、保护胰腺及相关脏腑,抑制炎症反应,改善微循环等。

此外,本人认为邪凑必虚,且本法掌握不当易伤正气。因此提出在应用常规治法的同时可辅以生脉或黄芪注射液等静脉滴注以扶助正气,避免邪退的同时正虚过甚而变生他患。缓解期多以"正虚"为主,或余邪未清、虚实夹杂,此时腑实之症已除,患者恢复自主排气、排便,出现纳差、乏力、胀闷等正虚脾胃未醒之候,治以调理脾胃脏腑功能为主,兼理气通络、祛除余邪,口服选参苓白术散或香砂六君子汤等以调理脾胃脏腑功能,辅以二陈汤、平胃散助运化湿。同时仍要注意,此时腑实之症虽已明显缓解,患者能稍进食,肛门自主排气、排便,大便恢复或接近正常。热毒渐去、瘀血稍通,但胰腺及其周围组织仍充血、肿胀,应继续巩固避免病情反复。患者腑气渐通,可逐渐减少灌肠次数,直至停止灌肠,保持每日排便 1~3 次。

判断 AP 特别是 SAP 的预后,本人通过对大量临床病例腹部按诊的观察与研究,自创"气球""篮球""轮胎"理论。腹部柔软,压痛,但反跳痛不明显或无反跳痛为"气球";腹部柔韧,腹肌紧张、压痛、反跳痛存在为"篮球";腹部张力明显升高,压痛、反跳痛明显,甚至板状腹,为"轮胎"。在整个 AP 的发展过程中,需动态观察及反复触摸患者腹部,另外,"气球""篮球""轮胎"的转化与患者的首次排便时间及次数呈正相关,排便时间越早,次数越多,随着不断大量的排出粪便"黏液"坏死物质,越能有效减少肠道菌群移位和内毒素的吸收,增强胃肠蠕动,使患者腹胀、腹痛等症状明显缓解,使"轮胎"逐渐向"篮球""气球"转化,相关并发症的发生率均明显降低。

若患者可出现呼吸困难、张口抬肩、鼻翼煽动、不能平卧、口唇发绀,或喘促汗出、气息短促难续,或喉间痰鸣,此为燥热结实上迫于肺,肺失清肃,治节不行,气机上逆所致。治当清热解毒化痰、宣肺降气平喘,方选大陷胸汤、柴芩承气汤合瓜蒌薤白半夏汤等。若患者出现脘胁胀满,胃中灼痛,吐血,血色红或紫暗,烦躁不安,腹痛,口苦,便血或黑粪等症状,此为阳明热入血分,与瘀相结,迫血妄行,上出于口,下走肠道所致。治当清热解毒、凉血止血、去瘀生新,方选泻心汤、膈下逐瘀汤和云南白药等。若患者出现脘腹胀满、身黄、目黄、小便黄而短少、纳差、乏力、发热、心烦等症状,此为少阳阳明郁热,水湿与邪热互搏,变生湿热,湿热闭结阳明,熏蒸肝胆,胆汁外溢肌肤所致,治当清热通腑、利湿退黄,方选茵陈蒿汤合大柴胡汤。若患者出现排尿困难,尿量减少,甚或小便闭塞不通,伴少腹硬满,色黄,渴欲饮水等症状。此为水湿与邪热互搏,三焦不利,水热结于膀胱所致。治当清热解毒、通腑泻浊、利下逐水,方选大承气汤、五苓散合中满分消丸等。若患者出现心下坚满,硬而痛,短气,烦躁,胸胁苦满,不欲饮食等症状,此为阳明燥实,水热互结,结于胸膈脘腹所致。治当泻热逐水、峻下破结,方选大陷胸汤加减。若患者出现心悸喘促,不能平卧,动则尤甚,烦躁不安,面色苍白,四肢厥冷,脉沉细欲绝等症状,此为湿热蕴结、火毒炽盛、内陷心包、气血逆乱所致。治当回阳救逆、益气生脉,方选参附汤,急煎西洋参、附片,取汁灌胃,静脉滴注生脉注射液、参麦注射液、参附注射液等。

病案分析

患者王某,男,40 岁,2015 年 1 月 26 日因"腹痛 9 小时"入院。患者诉 9 小时前进食大量油腻食物后出现腹部胀痛。入院症见:腹部胀痛,以左下腹为甚,呈持续性,蜷缩体位可稍缓解,不欲食,大便自发病至入院时未解,小便黄,舌红苔黄腻,脉滑数。测体温 37.2℃,查血、尿淀粉酶均显著升高,全腹增强 CT 提示胰腺及周围组织水肿,诊断为急性胰腺炎。治疗上予以禁食、抑制胰腺分泌、补液营养支持等治疗,患者腹痛、腹胀症状仍明显,故在西医基础上加以胰瘅 1 号 80ml 灌胃、100ml 灌肠,清晨 6 点至晚间 12 点,每两小时一次(晚间 12 点至清晨 6 点停止灌胃、灌肠,不干扰患者睡眠以利于恢复体力)。3 天后,患者腹痛、腹胀明显缓解。

按:我们认为,湿热、气滞、瘀阻等病机贯穿其疾病始终,以胰瘅 1 号灌肠、灌胃,可达到通腑泻热、清热解毒、除湿散瘀、行气止痛之功效。现代药理研究证明,大黄有抑制胰酶活性、加快胃肠功能恢复、松弛奥迪括约肌、保护肠黏膜屏障、抗菌消炎及抑制炎症细胞因子 TNF-α、IL-8、IL-6,清除氧自由基、改善微循环、保护胰腺细胞等作用;柴胡、黄芩具有广谱抗菌消炎作用,而且能增加胆汁及胰液分泌,又能松弛奥迪括约肌,促进胰液排泄;枳实对急性炎症有抑制作用。诸药合用可抗菌、抑制胆囊及胰腺急性炎症,有利于疾病的恢复。中医药治疗急性胰腺炎有着良好的协同作用,治疗效果明显,是治疗急性胰腺炎有效、廉价、方便、缩短疗程的综合治疗方法之一。

二、肠梗阻的临证心得

肠梗阻属中医学"关格""肠结"范畴。《医贯》载"关格者,粒米不欲食,渴喜茶水饮之,少顷即吐出,复求饮复吐。饮之以药,热药入口即出,冷药过时而出,大小便秘,名曰关格。关者下不得出也,格者上不得入也"。本病病位在肠。肠属腑,司水谷的传送、消化、转输之职。其生理特点为泻而不藏,动而不静,降而不升,实而不满,以通降下行为顺,以滞塞上逆为病。"六腑以通为用",饮食不节,劳累过度,寒邪凝滞,热邪郁闭,湿邪中阻,瘀血凝滞,燥屎内结或蛔虫聚团等因素,使肠道气血痞结、通降失调而发病,各种因素致肠腑气机阻滞气血不畅进而产生痛、胀、吐、闭等表现。

肠梗阻是常见外科急症之一,然而由于其分类较多,病因各异,发病机制及梗阻程度不同,某些类型常可避免手术治疗而采取内科治疗方法。大量研究表明,对于单纯性粘连性及不全性肠梗阻,可选取内科保守治疗,缓解率达 80% 以上;对于术后炎性肠梗阻,肠壁存在水肿且存在炎症引起的局部肠动力障碍者,亦不宜行手术治疗,应以保守治疗为首选方法。肠梗阻治疗的基本原则是解除梗阻、恢复肠道畅通,纠正水、电解质、酸碱平衡失调,防治感染。有效的胃肠减压是肠梗阻成功治愈的重要保证,它可吸出胃肠道内的气体和液体,减轻肠道压力、改善肠壁血循环、减少肠道对细菌和毒素的吸收,进而改善局部病变和临床症状,维持水电解质和酸碱平衡,可减少消化液的分泌,纠正缺水体征,有效补充血容量,有利于肠道得到充分休息,进而改善胃肠道症状及全身情况。此外,基础疗法的另一项重要措施是应用抗生素防治感染和中毒,可选用头孢类、氨基糖苷类,并联合硝咪唑类等非手术治疗,即保守治疗。除上述基础疗法外,还可包括润滑性油剂的口服或灌肠、中医中药、针灸及腹部按摩等治疗手段。

本病病情复杂,多虚实夹杂,寒热错杂,本人紧紧抓住痛、吐、胀、闭四大证候,抓住气滞、热结、血瘀、津亏的主要病机,以通降泻热、行气导滞、化瘀生津为主,方选胰瘅 1 号灌肠加口服,效果显著。

病案分析

患者李某,女,37 岁,因"混合痔"于 2015 年 1 月 3 日在我院肛肠科局部麻醉下行"混合痔环切"术,手术顺利。术后第 3 天首次排大便。因创口疼痛活动少,恐惧排便,连续几日排便少。1 月 11 日感腹胀痛、大便秘,予以清洁灌肠后,排出大便,质不硬,量多,腹胀痛略缓解。1 月 12 日腹胀痛加重,疼痛呈持续性隐痛,阵发性加剧,伴恶心呕吐,疼痛以脐周为甚,清洁灌肠不能缓解症状。X 线腹平片示腹腔内大量肠曲胀气,以结肠为主,提示不完全性肠梗阻;外科会诊暂无手术指征,转入我内科行保守治疗。转入时症见腹胀腹痛,恶心欲呕,矢气频作,大便秘。查体:生命体征正常;一般情况差,急性痛苦面容,心肺(-),腹平软;全腹轻压痛,无肠型及包块触及,肠鸣音亢进,余(-)。诊为混合痔术后不完全性肠梗阻。除一般治疗(如禁食、抗感染、维持水电解质平衡)外,加以胰瘅 1 号灌肠加口服,每日 3 次。以通里攻下为基本法则,3 小时后开始排稀软便三次,腹胀痛减轻,恶心欲呕消失,次日更进上方,排稀水便 6~7 次;临床诸症消失,遂依辨证用中药调理;并进食半流质少渣饮食,3 天后复查腹平片示腹腔内大量肠曲肠气消失,临床治愈。1 个月后追踪回访无不适。

按:腹部肛肠手术后出现不完全性肠梗阻比较常见。根据"六腑以通为用"的理论,治疗上当予以清热通腑泻浊。《本草经》谓大黄:"破癥瘕积聚……荡涤肠胃,推陈致新,通利水谷,调中化食,安和五脏。"芒硝具有泻热软坚、泻下通便的作用,与生大黄相伍,泻热除积。现代药学研究表明,大黄含大黄素及大黄鞣酸,大黄素能改善肠收缩,使分泌增加,致肠内容物易于排出;芒硝含硫酸钠,不易吸收,形成高渗盐液使肠道水分增加,刺激肠蠕动排便。故我科以胰瘅 1 号进行灌肠治疗,它不仅能使肠管润滑,降低肠穿孔、肠管水肿、粘连等并发症的发生率,还能起到促进肠道蠕动及肠道废物排出的作用。

三、急性阑尾炎的临证心得

急性阑尾炎,古称"肠痈",病名最早见于《素问·厥论篇》。"少阳厥逆,机关不利,机关不利者,腰不可以行,项不可以顾,发肠痈不可治,惊者死"。肠痈之症,腹痛阵作,兼有寒热表证,部分可见高热。初起腹痛呈阵发性,窜痛不定,进而腹绕脐痛,逐渐加重,经数小时乃至一日,腹痛移向右下腹,按之加剧,腹皮绷急。

肠痈的病因病机多以饮食不节、湿热下注、蕴结肠道气血瘀滞涵盖之。

但后世医家针对临床表现,对其病因病机的认识有所发展,如《诸病源候论·痈疽病诸候·肠痈候》载:"肠痈者,由寒湿不适,喜怒无度,使邪气与营卫相干,在于肠内,遇热加之,血气蕴积,结聚成痈。热积不散,血肉腐坏,化而为脓。"丹波元坚在《杂病广要·肠痈》中云:"肠痈者,肠内生痈也,大肠小肠皆有之,大抵得之不节饮食,不适寒温,或积垢瘀凝,或败血留滞,壅塞不行,久郁化热,久热腐脓,而痈斯成矣。"《丹溪心法·痈疽八十五》曰:"肠痈,大肠有痰积死血流注。"肠痈的病因病机记载最详尽的当首推《外科正宗》。《外科正宗·肠痈论》云:"夫肠痈者,皆湿热、瘀血流入小肠而成也。又由来有三:一男子暴急奔走,以致肠胃传送不能舒利,败血浊气壅遏而成者一也;二妇人产后,体虚多卧,未经起坐,又或坐草艰难,用力太过,育后失逐败瘀,以致败血停积,肠胃结滞而成者二也;三饥饱劳伤,担负重物,致伤肠胃,又或醉饱,房劳过伤精力,或生冷并进以致气血乖违,湿动愤生,多致肠胃痞塞,运化不通,气血凝滞而成者三也。"本人根据以上理论,指出肠痈的发病机制与脾胃虚弱、湿热内生、瘀血停滞密切相关,从而导致湿浊内蕴、痰浊内生、气血壅塞,日久化热,化腐生脓,导致肠痈内生。

病案分析

患者李某,男性,38岁。2015年3月16日因"右下腹阵发性剧烈疼痛12小时",由急诊科收入我科,入院症见下腹疼痛明显,恶心呕吐,口苦咽干,腹胀便秘,小便黄赤,舌红苔黄厚,脉弦数。腹部查体示腹胀、满腹压痛,麦氏点压痛、反跳痛尤为明显。腹部彩超提示阑尾肿大。血常规提示WBC 21×10^9/L。西医诊断为急性阑尾炎。本病属于中医学"肠痈"范畴,证属邪热内结,气血郁滞,腑气不通。西医治疗给予甲硝唑、乳酸左氧氟沙星抗感染,患者持续高热不退,疗效不佳。加用我科胰瘅1号口服,每天3次,每次100ml,胰瘅1号灌肠,每天4次,每次150ml治疗,以疏泄邪热,通下郁结。当日,解出大量稀糊样黏液便,左下腹疼痛明显缓解,续用三日后,腹胀、便秘、恶心呕吐症状消失,血常规示WBC 11×10^9/L。七日后,诸症皆除,复查血常规、腹部彩超未见异常。

本人认为"五脏藏精气而不泻,宜满而不能实;六腑传化物而不藏,以通为顺,宜实不能满"。患者具有腹胀便秘、口苦咽干、小便黄赤等里热腑实证,运用"去宛陈莝"之法,疏泄邪热,通下郁结,已达釜底抽薪之功而肠痈自愈。

四、急性胆囊炎的临证心得

急性胆囊炎,在中医学多属于"胁痛""黄疸""胆胀"等范畴。譬如《灵枢·胀论》云"胆胀者,胁下胀痛,口中苦,善太息";又如《金匮翼·肝郁胁痛》载"肝郁胁痛者,悲哀恼怒,郁伤肝气";《证治汇补·胁痛》对胁痛的病因亦指出"因暴怒伤触,悲哀气急,饮食过度……或痰积流注,或瘀血相搏,皆能为痛……治之当以散积顺气、化痰和血为主"。均说明其病因多与饮食不节、情志失调、劳倦过度等因素有关。过食肥甘厚腻或不洁之物及饥饱无度,久之积湿化痰生热壅遏中焦,以致肝胆失于疏泄,因而脘胁胀闷疼痛,恶心呕吐;或情志失调,忧思恼怒,肝胆枢机不利,胆汁通降不畅,气郁化火,脉络失和,遂成胁痛、胆胀。胆为六腑之一,"中正之官,决断出焉",附于肝,与肝相表里,有"亦藏""亦泻"的特点。六腑"传化物而不藏",以畅通为基础,通则顺,顺则治,治则无病,"以通为用"。治疗六腑病症,必须以"通"为原则。治疗上:一方面要疏肝利胆,通腑泻下,因势利导,通畅胆腑;另一方面或利肝理气,或活血化瘀,或清热利湿,或滋阴柔肝,辨证用药。《金匮要略》指出:"诸黄,腹痛而呕者,宜柴胡汤。"在选用经方治疗急性胆囊炎时,各报道以大柴胡汤居多。

本人认为,急性胆囊炎在临床上具有痛、吐、热、黄四症,其病因为气、血、虫、石、寒、热、湿、食、情志、气候失常、饮食不节等诸多因素,引起肝胆气滞、湿热蕴结所致"不通则痛"。病理演变过程是:胆的功能失调,肝失疏泄、脾失健运而致郁证;郁久不通,胃肠气机逆乱,遂成结证;郁久化热,热裹其湿之湿热证;热毒炽盛所致之气滞血瘀证。以上"郁、结、热、瘀"四证互为转换,胶滞难解,气血逆乱,热毒内陷或变生厥证。本人在临床处理急性胆囊炎中提出,该病以实热证居多,往往湿热壅滞,肝胆失于疏泄,要把握好"通腑泻下"和"辨证用药"两个方面,以清化湿热、疏利肝胆为治法,苦寒药物在所必投。我科所创胰瘅1号,以大柴胡汤为基础,起到疏肝利胆清热化湿作用,配合西医治疗急性胆囊炎,效果满意。

病案分析

张某,男性,30岁,2014年11月4日因"突发右上腹痛4小时"入院,入院症见神清,精神欠佳,急性痛苦面容,恶心呕吐,呕吐黄色胆汁及胃内容物,大便黏滞,排便不畅,小便色黄,口苦口干,舌红,苔黄腻,脉弦滑。查体:体温 38.9℃,墨菲征阳性。辅助检查:腹部彩超提示结石性胆囊炎。血常规示 WBC 21×10⁹/L,N% 85%。西医诊断为结石性胆囊炎。此病属中医学"胁痛"范畴,证属肝胆湿热,腑气不通。西医治疗给予乳酸左氧氟沙星、头孢唑肟抗感染,对症解热、补液等治疗,中医治疗给予胰瘅 1 号口服,每日 3 次,每次 100ml,以及灌肠 150ml,每日 4 次。服药一日,腹痛减轻,排便通畅,小便清稀;3 剂后,腹痛消失,食欲转佳,口苦口干消失,舌淡,苔薄黄。患者症状好转,要求转入外科,行胆囊切除术。

按:仲景所云"按之心下满痛者,此为实也,当下之,宜大柴胡汤"。该患者平素喜食肥甘厚味,加之感受湿热之邪,湿热蕴结于胆,气机不畅,疏泄失常,胆为中清之腑,输胆汁以传化水谷而行糟粕,以通降下行为顺,故以胰瘅 1 号通腑泻浊,疏利肝胆湿热,已达"去宛陈莝"之功。

本人根据《内经》"去宛陈莝"理论,理解其中奥义,结合历代医家的临床经验并引申发展,古为今用,自拟经验方,指导临床治疗急腹症,取得良好的效果,同时也说明中西医结合治疗各类急腹症比单纯运用西医治疗临床效果更好,值得在临床治疗中大力推广。

论三 运用经方治疗顽固性呃逆

呃逆是指胃气上逆动膈,以气逆上冲,喉间呃呃连声,声短而频,难以自制为主要临床表现的病症。呃逆的发病机制尚未十分清楚。呃逆分为急性呃逆(持续时间 <48h)、慢性呃逆(持续时间 >48h)、顽固性呃逆(持续时间 >1 个月)。呃逆常见病因有寒邪伤中、饮食不节、情志不遂及大病、久病体虚等,发病在膈,与脾、胃、肺、肝、肾等脏腑病变有关,基本病机为胃气上逆、膈气不利。辨证有寒热、虚实之证,治疗以理气和胃、降逆止呃为基本原则。本人运用《伤寒论》经方指导治疗顽固性呃逆,取得较好疗效。

1. 旋覆代赭汤

旋覆代赭汤是治疗胃虚气逆经验方,以旋覆花下气除痰,咸能软坚,以治心下痞硬,为主药;重以降逆,以赭石降逆气为辅;生姜、半夏辛降以除痞逆之气;人参、大枣甘能缓中,补胃气之虚弱,共为佐药;甘草甘缓入胃,补虚安中,为使药。胃虚得补、痞硬得散、逆气得降,诸症均除。加用生龙骨、煅牡蛎起到质重善降之功能,柿蒂、厚朴、大腹皮协旋覆花、赭石降逆止呃。

纵观全方,既能镇静、降逆、止呃,又能补养脾胃,扶助已伤之中气。

2. 半夏泻心汤

半夏泻心汤出自《伤寒论》第149条:"但满而不痛者,此为痞,柴胡不中与之,宜半夏泻心汤。"此方所治之痞,原系小柴胡汤证误行泻下,损伤中阳,少阳邪热乘虚内陷,以致寒热错杂,而成心下痞。痞者,痞塞不通,上下不能交泰之谓;心下即是胃脘,属脾胃病变。脾胃居中焦,为阴阳升降之枢纽,今中气虚弱,寒热错杂,遂成痞证;脾为阴脏,其气主升,胃为阳腑,其气主降,中气既伤,升降失常,故上见呕吐、吐涎、呃逆,下见肠鸣下利。顽固性呃逆患者症状,多反复发作或持续不止。其病机多为病邪久留不去,致脾胃升降失调,清气不升,浊气滞留,寒热错杂,互结于中焦,以辛开苦降、寒热并用之半夏泻心汤可收到较好的效果。

3. 四逆汤合二至丸

以四逆汤合二至丸作为治疗的基础方。方中选用四逆汤(白附片、干姜、炙甘草)、肉桂温补脾肾、回阳救逆,使阳复厥回;配伍二至丸(女贞子、墨旱莲)滋养肝肾,取其"善补阳者,必于阴中求阳,则阳得阴助,而生化无穷"之意;西洋参擅长气阴双补;大剂量黄芪补气升阳,利水消肿;檀香辛温,可理气和胃,《本经逢原》云其"善调膈上诸气,兼通阳明之经,郁抑不舒、呕逆吐食宜之";山药平补肺、脾、肾三脏;赤芍配炙甘草为芍药甘草汤,可柔肝缓急,缓解膈肌痉挛而止呃逆;法半夏降逆止呕,为"止呃圣药"。诸药合用,共奏大补脾肾阳气之功,使阳壮呃止,精神恢复。

论四　半夏泻心汤临证治疗脾胃病心得体会

《伤寒论·辨太阳病脉证并治》原文第149条曰:"伤寒五六日,呕而发热者,柴胡汤证具,而以他药下之,柴胡证仍在者,复与柴胡汤。此虽已下之,不为逆,必蒸蒸而振,却发热汗出而解。若心下满而硬痛者,此为结胸也,大陷胸汤主之。但满而不痛者,此为痞,柴胡不中与之,宜半夏泻心汤。"原文指出,少阳病本应和解,却因误下伤及中阳,脾胃功能受损,此时有两种转归,一种是热与痰水互结形成满而硬痛的大结胸证;另一种是邪陷心下胃脘,气机不通,脾胃之气不交而为痞,此时便用半夏泻心汤消痞散结。《金匮要略·呕吐哕下利病脉证并治》曰:"呕而肠鸣,心下痞者,半夏泻心汤主之。"明确指出半夏泻心汤的三大证,即恶心呕吐、肠鸣下利、心下痞满。就半夏泻心汤的病机来说,历代医家各执一词。传统观点认为,方中辛温之干姜与苦寒之黄芩、黄连配伍,属寒热并用,因此半夏泻心汤病机应该是寒热互结。另一种观点则认为半夏泻心汤的病机并不是寒热互结,原因在于"寒"与"热"势同水火,难以互结,以寒药治热,以热药治寒的思维具有局限性。某些学者将"寒热互结"与"寒热错杂"等同,本人认为"寒热互结"与"寒热错杂"并不相同,"寒热错杂"应包含上热下寒、胃热脾寒、肝热脾寒等,而非"寒"与"热"结于一体;因脾为阴脏,病变多虚多寒,胃为阳腑,病变多实多热,故见胃热脾寒;上下阴阳不相接续,则上热下寒,胃热肠寒;肝郁化热,木旺乘土,则见肝热脾寒。《金匮要略心典》中指出:"中气既痞,升降失常,于是独阳上逆而呕,独阴下走而肠鸣,是虽三焦俱病,而中气为上下之枢,故不必治其上下,但治其中。"因此,本人但凡临床上见中焦气机阻滞,脾胃升降功能失调都可以用半夏泻心汤加减辛开苦降、补气和中。半夏泻心汤由半夏、黄芩、黄连、人参、干姜、大枣、炙甘草七味药组成。从其立法来看,半夏泻心汤是温清并用、平调寒热、辛开苦降、补泻兼施的代表方剂。方中半夏合干姜辛温以散寒,因其性主升,故可升提脾气,黄芩、黄连苦寒以泻热,因其性主降,故可降逆胃气,四药相合则辛开苦降,既平调寒热,又恢复脾胃升降之气机,从而"泻心消痞"(此处"泻"言"通"之意);另外,半夏具有降逆止呕之效,合干姜能温中燥湿,黄芩、黄连亦有苦寒燥湿之功。因《伤寒论》原文半夏泻心汤是针对少阳误下伤阳、中气受损、脾胃虚弱而立,故方中加人参、大枣、甘草以补益脾气,并调和诸药。本人还提出半夏泻心汤中寒热错杂的病机亦有寒重热轻、热重寒清、寒热并重之区别,酌情根据寒热偏重情况增减其中温药与寒药的用量,但切不可随意去掉半夏、干姜、黄芩、黄连四味药,因其除了平调寒热,更起了辛开苦降、条达脾胃气机的作用,此处"舍性取用"亦是仲景原方配伍精湛之处。

临床上半夏泻心汤主治范围包括痞满(嘈杂、梗死、饱胀)、呕吐(呃逆、嗳气、反酸)、泄泻等三大主证。半夏泻心汤是温清并用、平调寒热、辛开苦降、补泻兼施的代表方剂。其临床运用范围广,凡辨证属寒热错杂、上下气机升降失调、脾胃虚弱,尤其是虚实错杂,皆可运用此方通过加减化裁治疗。本人在临床上将其加减化裁治疗脾胃系统疾病,包括胃食管反流病、慢性胃炎、消化性溃疡、功能性消化不良、肠易激综合征等，多收获较好的疗效。半夏泻心汤的辨证加减也十分重要，如患者兼有怕冷、疲倦，舌淡胖或有齿痕，苔薄白，脉细弱，说明患者素体阳虚，可加用炮附片、肉桂、黄芪，以加强温阳益气、培补肾元的作用。若患者舌体胖大，苔厚腻，形体偏胖，可加用藿香、木香、泽泻，以健脾祛湿，温化寒痰。若患者纳差，口淡无味，可加用炒山楂、建曲、鸡内金，以增强运脾开胃之功。若患者眠差，可加用合欢皮、首乌藤，以养血解郁安神。若失眠兼反酸症状明显，可加用煅龙骨、煅牡蛎，以重镇安神，兼制酸止痛。若患者平素性格急躁易怒，口干口苦，可加用柴胡、枳壳、龙胆，以疏肝利胆，理气解郁。若患者伴大便干结，或大便不畅，肛门坠胀，可加用肉苁蓉、枳壳、枳实，以润肠下气通便。若患者伴大便时腹痛，便后痛减，可合痛泻要方（白芍、陈皮、白术、防风）以疏肝理脾止泻。若胸骨后或上腹部疼痛明显，可加用细辛、赤芍，以增强活血化瘀止痛之效。

论五　如何看待中药十八反，半夏与附子同用？

《中华人民共和国药典》明确指出，川乌、制川乌、草乌、制草乌与附子均不宜与半夏同用。然而本人通过跟从国医大师学习及临床实践发现，附子、半夏配伍历代皆有使用，抓准病机合理配伍使用后往往疗效卓著。附子、半夏同用由来已久，早在《金匮要略》中就有记载，"腹满寒疝宿食病脉证并治"曰："腹中寒气，雷鸣切痛，胸胁逆满，呕吐，附子粳米汤主之。"附子一枚（炮），半夏半升，甘草一两，大枣十枚，粳米半升。在《伤寒论》小青龙汤方的加减中载"若噎者，去麻黄，加附子一枚，炮"。

《金匮要略》竹叶汤方的加减中指出"产后中风，发热，面正赤，喘而头痛，竹叶汤主之……呕者，加半夏半升洗"。《备急千要金方》中半夏汤、附子五积散，《太平惠民和剂局方》中半夏散方，《证治准绳》中控涎丸，《张氏医通》中附子散等，均附子与半夏同用。李时珍在《本草纲目》附子条附方中引载："胃冷有痰，脾弱呕吐。生附子、半夏各两钱，姜十片，水两盏，煎七分，空心温服。"说明半夏、附片合用由来已久，并非绝对禁忌，虽然附子、半夏均有毒性，但如此用法，两药相反相成，可起回阳散寒、化痰散结之效。名医刘沛然以半夏配伍附子，治凡有冷痰之证，疗效甚佳而尚未发现不良反应,并指出:"半夏、附子合用对阳虚寒痰冷饮的病证能斩关夺将,使阳气回,寒痰化,沉疴起,病邪除。"那么如何减少附片与半夏合用的毒性作用呢? 现代临床运用,多使用炮附子及制半夏,极少使用生品,使其毒性大大降低,其毒性小,安全性高。现代研究表明:姜半夏与制附子的单煎混合剂及混合煎剂与附子单煎剂相似,两药配后没有增毒作用。另外,同时配伍甘草、生姜等药物可缓解附子、半夏毒性。半夏辛开散结、燥湿化痰消痞、降逆止呕,附子回阳救逆、温里扶阳、散寒止痛,两者同用,既可温补肾阳,又能散寒化痰。本人跟师国医大师学习回来后在临床上长期使用炮附片与制半夏同用,疗效显著,未见一例不良反应,但是附子煎煮方法中需注意应当先煎半小时。临床运用若辨证准确、合理配伍运用、煎煮得当,附子与半夏配伍"相反"不是绝对禁忌,但应用时也必须小心谨慎,密切观察病情,中病即止,不能长期大量服用。

论六　温阳扶正(附片、干姜、细辛、肉桂) 治疗脾胃虚寒

附片:中药附子为毛茛科植物乌头子根的加工品,首载于《神农本草经》,味辛、甘,性大热,有毒,归心、肾、脾经,具有回阳救逆、补火助阳、散寒止痛之功效,是"回阳救逆第一要药"。附子一药在《伤寒论》中的功效可以归纳为以下四点:①破阴散寒,回阳救逆;②温肾回阳,散寒除湿镇痛;③温经祛邪达表,固表止汗;④温阳化气利水。仲景在应用附子过程中,通过与不同药物的搭配,如干姜、人参、茯苓等分别达到回阳救逆、益气回阳、温阳利水的功效。

干姜:归脾、胃、肾、心、肺经,具有温中散寒、回阳通脉、温肺化饮的作用。附片与干姜均是温阳散寒的代表药,常常联用,如干姜附子汤方中干姜大辛大热,守而不走;生附子性辛而温,李时珍认为其"生用则发散",虞抟曰其"能引补气药行十二经,以追复散失之元阳"。本方中附子引干姜以通达十二经脉,且附子无干姜不热,干姜助附子辛温之性,去炙甘草以减其缓性,使得姜、附单刀直入,一散一守,破阴寒之邪,救残阳于危急存亡之刻。阳气为一身之根本,本人在临床上喜于运用附片及干姜治疗脾胃虚寒类疾病,如患者腹中冷痛,或诉平素怕冷,四肢冰凉,腰膝冷痛,脉沉细或细

弱等,均可加用附片及干姜同用,既可温补元阳,又可温胃散寒,兼顾先后天之本。

细辛:味辛温,归肺、肾经,有祛风散寒止痛、温肺化饮、宣通鼻窍的作用。现代研究也表明,细辛具有解热镇痛的作用,临床上凡遇到脾胃虚寒疼痛的患者,可加用细辛,止痛效果极佳。

肉桂:性大热,味辛、甘,归肾、脾、心、肝经,具有活血通经、补火助阳、引火归元、散寒止痛、温通经脉的功效。临床上将肉桂与附片联用,附子为"百药之长",能外温皮毛除表寒,里达下元温痼冷,彻内彻外,十二经络、五脏六腑,无所不至。肉桂性热味辛甘,善入血分,偏于温暖下焦肝肾,更能引火归原,二者在许多经方中合用。二者联用对阳虚阴寒证,阴盛格阳、虚火上浮之证及亡阳虚脱等证疗效极佳。

论七　浅谈藤类风药在泄泻中的运用经验体会

泄泻是指以排便次数增多,粪质溏薄或完谷不化,甚至泻出如水样物为主症的病证。泄与泻在病情上有一定区别,粪出少而势缓,若漏泄之状者为泄;粪大出而势直无阻,若倾泻之状者为泻,然近代多泄、泻并称,统称为泄泻。《内经》称本病证为"鹜溏""飧泄""濡泄""洞泄""注下""后泄"等,且对本病的病机有较全面的论述。如《素问·生气通天论篇》曰:"因于露风,乃生寒热,是以春伤于风,邪气留连,乃为洞泄。"《素问·阴阳应象大论篇》曰:"清气在下,则生飧泄。"又曰:"湿胜则濡泻。"《素问·举痛论篇》曰:"寒气客于小肠,小肠不得成聚,故后泄腹痛矣。"《素问·至真要大论篇》曰:"诸呕吐酸,暴注下迫,皆属于热。"说明风、寒、热、湿均可引起泄泻。《素问·脏气法时论篇》曰:"脾病者……虚则腹满肠鸣,飧泄不化是也。"《素问·宣明五气篇》谓:"五气所病……大肠小肠为泄。"以此为理论基础,结合临床经验总结说明泄泻的病变脏腑与脾胃大小肠有关。

风药有升发清阳、健脾燥湿、疏肝理气、透达玄府、辛以润燥之效,其应用在《神农本草经》《名医别录》等书籍中均有较为详细的记录。隋唐时代,风药得到了广泛应用。孙思邈在《备急千金要方》中提出自己对风药运用的独到见解,他认为,人体乃至宇宙一切万物,均由"地、水、火、风"四种元素构成,这四种元素不调皆会导致各种疾病的发生,治疗上尤其重视治

"风"的核心作用。风药作为一个明确的概念被提出始于李东垣,其在《内外伤辨惑论》中提出:"味之薄者,诸风药是也,此助春夏之升浮者也。"李东垣治疗上十分善于运用风药,《脾胃论》《内外伤辨惑论》《兰室秘藏》中与脾胃病有关的方剂116首,使用风药者62首。其创立的升阳诸方中普遍运用了柴胡、防风、独活、羌活等风药,取其生发肝胆春升之令、提举清阳之意。清代徐大椿《神农本草经百种录》中云:"凡药之质轻而气盛者,皆属风药。"清代龙之章在《蠢子医》中评价风药:"治病须要兼风药,不兼风药不合作。"

中医古籍中即有因风所致便秘、泄泻、腹痛的记载,藤类风药应用于泄泻等消化系统疾病与中医对风邪与泄泻关系的认识有关。《素问·生气通天论篇》曰:"因于露风,乃生寒热,是以春伤于风,邪气留连,乃为洞泄。"本人总结出藤类风药治疗泄泻的机制有以下两个方面:①风药的升发清阳作用。先天脾胃虚弱,或是后天不足,均可致脾虚运化无权,升降失调,清浊不分而致泄泻甚或完谷不化。《脾胃论·脾胃胜衰论》曰:"大抵脾胃虚弱,阳气不能生长,是春夏之令不行,五脏之气不生""肝阳不足不舒,风药疏补之""脾胃不足之证,须用柴胡、升麻苦平味之薄者,引脾胃之清气升阳道""用辛甘之药滋胃,当升当浮,使生长之气旺,则万化安矣"。②风能胜湿。《素问·六元正纪大论篇》曰:"湿胜则濡泄。"李中梓《医宗必读·泄泻》曰:"无湿则不泄,故曰湿多成五泄。"又曰:"气属于阳,性本上升;胃气注迫,辄尔下陷,升、柴、羌、葛之类,鼓舞胃气上腾,则注下自止。又如地上潦泽,风之即干,故风药多燥;且湿为土病,风为木病,木可胜土,风亦胜湿,所谓下者举之是也。"风性善行而数变,风药性辛,走窜力强,可散湿邪,防湿邪困脾。临床中常用风药有:鸡矢藤、青风藤、海风藤、钩藤、防风、升麻、柴胡等。代表医家:李东垣(元)、李中梓(明)、吴昆(明)、汪昂(清)、国医大师朱良春。痛泻要方为风药泄泻中的代表方。其中白术苦燥湿,甘补脾,温和中,但用量不宜过大,否则易加重腹泻。

论八　参苓白术散治疗脾胃病的心得体会

脾在五行属土,为阴中之至阴,喜燥恶湿是它的生理特征之一。临床上脾病的证候多与湿相关,因而健脾、利湿密不可分,所谓"治湿不治脾,非其治也"。而参苓白术散是健脾渗湿的经典方,消化系统多种疾病均可出现脾胃虚弱的病机,中医学有同病异治、异病同治的理论,针对此类疾病用参苓白术散治疗每获良效。参苓白术散出自宋代《太平惠民和剂局方》,该方在治疗脾胃虚弱、运化失职方面疗效颇佳。脾胃虚弱临床常常以面色萎黄、神疲乏力、纳呆食少、大便稀溏、苔薄白、脉虚作为辨证要点。临床上用参苓白术散治疗脾胃疾病颇有所得,可以用来治疗辨证为脾胃虚弱的多种胃肠疾病。

饥饿症:脾胃虚弱者饥饿感实则是一种假象,《求医诊脉说》曰"至虚有盛候,大实有羸状",其病机是脾胃虚弱,中医学认为进食得补,患者的饥饿感正是其脾胃虚弱欲引食自救的表现,并非真正的胃中空虚。因此,选用参苓白术散治疗能收到较好的疗效,兼有脾阳虚表现者,可加入桂枝20g、肉桂10g以温阳健脾。

肠易激综合征:本病属中医学"泄泻""腹痛"范畴。《景岳全书·泄泻》曰:"泄泻之本,无不由于脾胃。"脾虚是发生泄泻的关键。故考虑治疗应首先从健脾化湿入手。方予以参苓白术散加减治疗本病。现代医学发现参苓白术散有双向调节作用。其不仅可以减少脾虚泄泻的次数和腹泻量,还可改善胃肠道动力。对于脾虚湿盛所致的腹泻,多数医者都能抓住脾胃虚弱的病机,给予参苓白术散、香砂六君子汤等健脾除湿方剂,但治疗效果欠佳,而本人在使用参苓白术散的治疗中,总结陈绍宏教授的用药经验,方中常加大桔梗量至30g,另加大泽泻量至30g,方中之所以加大二药的剂量,是为了加强桔梗载药上行及泽泻渗湿利水的功效;腹痛兼泄泻者,可加入白芍20g以缓急止痛,白芍味寒,量大易伤脾阳加重腹泻,同时方中白术的用量也不宜过大。

痞满(功能性消化不良):《脾胃论》曰:"百病皆由脾胃衰而生。"《素问·阴阳应象大论篇》曰:"浊气在上则生膜胀。"脾虚湿盛,脾胃运化失常,湿阻中焦,气机运化失常,则生膜胀。对于年老体弱者,病程长,脾胃虚弱为本,湿阻气滞为标,因此治疗应以益气健脾为原则,佐以化湿行气消滞。可在参苓白术散的基础上加入苏叶30g以行气宽中,厚朴30g、枳实30g以破气消积,荷叶30g以利湿、健脾升阳,芦根30g以清热生津。这也是陈绍宏教授的用药经验。

胃溃疡:在临床治疗过程中常在参苓白术散的基础上加入白及、三七粉。白及具有收敛止血、消肿生肌的功效。"白及主痈肿恶疮败疽，伤阴死肌，胃中邪气，贼风痹缓不收。"三七粉具有止血、散瘀、定痛的作用，历来都是被作为伤科金疮要药；若胃溃疡并消化道出血气血俱虚者，可用人参替代党参，用量以15g~20g为宜，以增强其大补元气的作用。

论九　二术通便汤治疗便秘的经验体会

便秘是指粪便在肠内滞留过久，秘结不通，排便周期延长，或周期不长，但粪质干结，排出艰难，或粪质不硬，虽有便意，但便而不畅的病证。便秘是临床常见的消化功能紊乱症状之一，中医学认为多为肠胃积热、气机郁滞、阴寒积滞、气虚阳衰、阴亏血少所致，总病机为肠腑传导失常。二术通便汤是根据已故脾胃病专家、四川省名医周德端教授治疗便秘的经验方加减化裁而得，由白术、苍术、枳实、玄参组成。脾胃乃气血津液生化之源，脾运不健则气血津液生化乏源，肠道津枯则传导失常而发为便秘，以此为理论基础，二术通便胶囊主要针对气虚肠燥证型便秘。主症：①大便干结，排便困难；②口干、口臭；③腹隐痛或胀痛。次症：①用力努挣则汗出短气，②胸胁痞满；③舌红苔燥，脉弦滑。方中白术健脾益气，培土生金，《伤寒论》中"若其人大便硬，小便自利者，去桂加白术主之"是用白术通大便的记载。通过本人临床经验总结：白术少量有健脾止泻之功，大量则有温运脾阳而通大便之效，临证处方中可根据患者病情运用至30g。苍术健脾燥湿，也是润肠通便的良药，对胃肠运动有明显的双向调节作用。现代药理学研究得出，苍术根中提取得到的低聚糖对胃肠道酶系统有调节作用，能促进胃排空和胃肠推进运动。枳实能破气消痞，能使胃肠道平滑肌兴奋、胃肠运动收缩节律增强而达到通便作用。临床使用中，可枳实、枳壳同用，枳壳、枳实为同一种植物，前者为将熟之果，后者为幼果。二者作用相近，但枳实力猛，偏于破气，消积导滞，枳壳力缓，偏于行气宽中除胀。两者相须同用，增强行气破结通便之力。肉苁蓉暖脾阳，润大肠，《玉楸药解》中说"暖腰膝，健骨肉，滋肾肝精血，润肠胃结燥"，临证处方中肉苁蓉可用至40g以增强其润肠通便之功。年老者，命门火衰，多有阳虚之征，对于年老便秘者，均可在处方中酌情加入肉苁蓉，正如《本草汇言》中说肉苁蓉可"养命门，滋肾气，补精血之药也"。现代药理学研究其能显著提高小鼠小肠推进度，增强肠蠕动,改善肠肌运动功能。正如《素问》中所言:"大肠者,传导之官,变化出焉"。四药相配,共奏益气润通之功。若患者便秘时间长,肺气不通者,可加入桔梗、杏仁等宣肺之品,此法称之为"提壶揭盖"法。便秘病位虽在大肠,但肺气失宣,则腑气不通,大肠传导失常,加入少许宣肺之品往往能提高疗效。

论十 温肾运脾汤治疗风湿病心得体会

风湿病在中医学中又称为痹证。痹证指正气不足,风、寒、湿、热等外邪侵袭人体,痹阻经络,气血运行不畅所导致的,以肌肉、筋骨、关节发生疼痛、麻木、重着、屈伸不利,甚至关节肿大、灼热为主要临床表现的病证。《诸病源候论·风病·风湿痹候》说:"由血气虚,则受风湿。"《济生方·痹》也说:"皆因体虚,腠理空疏,受风寒湿气而成痹也。"

根据本人临床经验所得,临床中应用自拟温肾运脾汤治疗此类疾病常能取得良好疗效,其具体组成为肉桂、杜仲、干姜、附片、黄芪、萆薢、威灵仙、络石藤、细辛、桑寄生、杜仲、山药、茯苓、党参、僵蚕、炙甘草。方中肉桂、附片、干姜、杜仲合用以温补肾阳,补肾阳为关键,故应注意剂量的加减,其中附片可应用至30g,且不宜久煎,以30分钟为宜;萆薢、茯苓祛风湿,利湿浊;黄芪、山药、党参健脾益气;威灵仙、寄生、络石藤、僵蚕祛风除湿、通络止痛、补肝肾,若患者疼痛明显,可加用栀子20g以增强温通经络、消肿止痛之功效。

《内经》云"正气存内,邪不可干""邪之所凑,其气必虚""风雨寒热不得虚,邪不独伤人,卒然逢疾风暴雨而不病者,盖无虚,故邪不能独伤人,此必因虚邪之风,与其身形,两虚相得,乃客其形。"《素问·痹论篇》云:"风、寒、湿三气杂至,合而为痹。其风气胜者为行痹,寒气胜者为痛痹,湿气胜者为着痹。"禀赋不足、饮食不节、年高体衰是痹证的共同发病基础;脾肾不足、痰湿内生是其重要的发病机制。骨痹不已,复感于邪,内舍于脾,脾主运化水湿。脾运化水湿功能失常,必然导致水液在体内停滞,从而产生湿浊等病理产物。肾主水,主骨,主调节人体水液代谢的功能,一是将水谷精微中具有濡养滋润脏腑组织作用的津液输布周身,二是将各脏腑组织代谢利用后的浊液排出体外。痰浊、湿热、瘀血痹阻脉络是发病的关键环节:先天禀赋不足,或年迈脏气日衰,或不节饮食,导致脾失健运、肾脏功能失调,水液代谢障碍,痰湿不能泄化,湿浊内生,聚而成毒,并与血相结为浊瘀,滞留于经脉,湿瘀郁久亦可化热,而致湿热毒瘀互结,则骨节肿痛、关节畸形,甚则溃破,渗溢脂膏。

参考文献

［1］中华中医药学会脾胃病分会.慢性浅表性胃炎中医诊疗共识意见（2009,深圳)［J］.中国中西医结合消化杂志,2010,18(3):207-209.

［2］李岩,鲁兆麟.浅谈孔伯华对湿热之邪致病的认识［J］.北京中医药大学学报,2004,（02):16-18.

［3］李妍,刘华一.幽门螺杆菌相关性胃炎中医药研究进展［J］.现代中西医结合杂志,2011,20(27):3500-3502.

［4］焦旭,卢云."以通为用"治疗急性感染性热病［J］.中国中医基础医学杂志,2017,23(05):616-617,620.

［5］薛武更.国医大师孙光荣"中和"思想与临证经验集萃［M］.北京:人民卫生出版社,2017.

［6］何清湖,黎鹏程.国医大师孙光荣医论医话［M］.北京:人民卫生出版社,2019.

［7］何清湖,黎鹏程.国医大师孙光荣临证辑要［M］.北京:中国中医药出版社,2019.

［8］曹柏龙,杨建宇.医道中和——国医大师孙光荣临证心法要诀［M］.北京:中国中医药出版社,2017.

［9］朱庆文,郭海燕,杨建宇.国医大师孙光荣临证学验集萃［M］.郑州:中原农民出版社,2017.

［10］崔云峰,屈振亮,齐清会,等.重症急性胰腺炎中西医结合诊治指南（2014年,天津)［J］.临床肝胆病杂志,2015,31(03):327-331.

［11］杨洁,闫兆,刘东辉.附子半夏配伍应用考［J］.四川中医,2015,33(04):23-24.